子宫恶性肿瘤的基础和临床对策

王秀明 著

东南大学出版社
SOUTHEAST UNIVERSITY PRESS
·南京·

图书在版编目(CIP)数据

子宫恶性肿瘤的基础和临床对策 / 王秀明著. — 南京：东南大学出版社，2019.7

ISBN 978-7-5641-8457-5

Ⅰ. ①子… Ⅱ. ①王… Ⅲ. ①子宫肿瘤-防治
Ⅳ. ①R737.33

中国版本图书馆 CIP 数据核字(2019)第 124346 号

子宫恶性肿瘤的基础和临床对策
Zigong E'xingzhongliu De Jichu He Linchuang Duice

著　　者　王秀明
出版发行　东南大学出版社
出 版 人　江建中
社　　址　南京市四牌楼 2 号
邮　　编　210096
网　　址　http://www.seupress.com
经　　销　各地新华书店
印　　刷　虎彩印艺股份有限公司
开　　本　700 mm×1000 mm　1/16
印　　张　10.25
字　　数　240 千字
版　　次　2019 年 7 月第 1 版
印　　次　2019 年 7 月第 1 次印刷
书　　号　ISBN 978-7-5641-8457-5
定　　价　40.00 元

* 本社图书若有印装质量问题，请直接与营销部联系，电话：025-83791830。

前　言

自大学毕业以来，本人一直工作在临床一线，在芜湖市第二人民医院肿瘤内科工作多年，积累了丰富的临床经验。近年来由于生活方式的改变，妇科肿瘤的发病率升高很快，尤其是子宫恶性肿瘤的发病率升高更快。很久以前就很想写一本有关妇科肿瘤的基础与临床的著作，但有关卵巢肿瘤的研究较多，而子宫恶性肿瘤虽然也属于妇科恶性肿瘤，但子宫恶性肿瘤的基础与临床方面的著作不多。一年前开始着手撰写本书，查阅了大量的资料，其中主要为近几年来在肿瘤学领域较有影响的大家的著作，并结合了本人从医二十余年来的实践经验。期间，也得到了我院妇科和放疗科同仁的帮助，在此一并感谢。

本书共分两编。第一编共十一章，主要讲述了子宫恶性肿瘤的基础，包括病因学、解剖学、病理学、内科学总论、外科学总论、放射治疗学总论等；第二编共分十三章，分别讲述了宫颈癌、子宫内膜癌、子宫肉瘤、滋养细胞肿瘤等临床和治疗。

本书的特点是内容全面，从基础到临床，对子宫恶性肿瘤的基础和临床进行了系统的讲述。同时本书讲述的内容又比较有针对性，只介绍了子宫的恶性肿瘤，使读者在短期内能对子宫恶性肿瘤有一个全面的认识。本书既可以供肿瘤内科医生阅读，也可供相关的患者及其家属参阅。

由于水平有限，加之时间仓促，书中不当之处在所难免，敬请各位专家、同行及读者批评指正。

王秀明

2019 年 5 月

目 录

第一编 子宫恶性肿瘤的基础

第二编　宫颈癌的诊治策略

第一编 子宫恶性肿瘤的基础

第一章　概　述

子宫恶性肿瘤是女性的常见肿瘤，根据肿瘤发生的部位可以分为宫颈恶性肿瘤和子宫体恶性肿瘤，其中以宫颈癌和子宫内膜癌较多见，其他还有子宫滋养细胞肿瘤、子宫肉瘤、透明细胞肿瘤、宫颈内分泌肿瘤等。其中宫颈癌是最常见的子宫恶性肿瘤，发病率和死亡率仍然居高不下，约占妇科恶性肿瘤的第二位，仅次于乳腺癌，严重影响女性精神及心理健康。其发病年龄以围绝经期妇女为主，改革开放以来，由于人员流动更加频繁，婚外性行为的增多，其发病年龄更趋向年轻化。近年来，随着生活方式和健康观念的转变，宫颈癌的发病率和死亡率在欧美发达国家和我国已有下降趋势，但在一些经济落后国家和地区女性中仍然居高不下。在一些不发达国家和地区，宫颈癌仍是威胁女性健康的重要因素之一，严重制约社会和经济的发展，如何有效提高宫颈癌的诊疗水平是摆在政府和医疗卫生界面前的紧迫任务。子宫体癌通常指子宫内膜癌，发病率仅次于宫颈癌，在妇科恶性肿瘤中长期排名居前。常见于50～60岁的中老年妇女，绝经后多见。随着生活方式的改变，近年来发病率在世界范围内有明显上升趋势，也是危害广大妇女的常见恶性肿瘤之一。

第二章　子宫的解剖和生理

一、子宫的解剖结构

子宫是女性产生月经和孕育胎儿的器官，子宫大小主要与年龄及生育状况有关，可分为子宫底、子宫体与宫颈三个部分，位于骨盆腔中央，在膀胱与直肠之间，像一个前后略扁的倒置梨形的有腔的纤维肌性器官。在正常情况下，直立时子宫位于骨盆入口平面和坐骨棘平面之间，子宫底部在上，而宫颈部在下。通常子宫体前倾贴近膀胱，宫颈则向后，宫颈与子宫体之间形成一个前倾前屈的钝角。子宫骶骨韧带由很多平滑肌束和结缔组织构成，从宫颈上面的后侧向后通过直肠的两侧与第二、第三骶椎前面的筋膜相连，把宫颈固定向后上，再通过子宫圆韧带把子宫固定前倾前屈位。子宫是空腔器官，分上下两个部分，上部呈倒三角形，下部呈实性圆柱状，分别称作子宫体和宫颈。子宫体与宫颈连接处为一狭窄部分，称为子宫峡部。子宫位于膀胱和直肠之间，宫颈峡部和膀胱之间疏松的腹膜反折形成膀胱子宫陷凹，阴道上端的宫颈通过结缔组织与膀胱三角相连。阴道上端前壁靠近宫颈处有一横沟，是宫颈阴道部与膀胱交界处，称为膀胱沟，是经阴道手术切开阴道前壁的重要标志。宫颈位于子宫的最下端，长 2.5～3 cm，上下分别通过宫颈内口和外口与子宫腔和阴道相通。阴道上端环绕宫颈一圈形成阴道穹隆，阴道穹隆以上的宫颈通过子宫峡部延续于子宫体，阴道穹隆以下的宫颈称为宫颈阴道部。在阴道穹隆的后部，宫颈通过腹膜反折与直肠相连，形成子宫直肠窝，为人体腹盆腔最低的地方，也是临床上进行后穹隆穿刺的部位。宫颈阴道上段为一梭形管道，又称为宫颈管，其四周分别被膀胱、子宫主韧带和盆腔腹膜相连。子宫主韧带内有子宫动静脉的分支、阴道上部静脉丛和输尿管盆部穿行。输尿管盆部先向前分别穿过子宫主韧带和子宫阔韧带，在膀胱宫颈韧带内距离宫颈内口水平 2～2.5 cm 处，在子宫动脉后下方穿过子宫动脉，继续向前到达阴道前面，并穿过膀胱宫颈韧带和结缔组织围绕形成的输尿管隧道进入膀胱底部。妇科肿瘤手术时，由于该部位解剖结构复杂，需仔细分离各种组织和输尿管，以免造成不必要的损伤。宫颈阴道部在进行妇科检查时，可以通过窥阴器进行暴露，未产妇和经产妇的宫颈外口存在明显差异，未产妇因为无损伤，为光滑的圆孔状，而经产妇的宫颈外口因分娩形成横裂，分为前后两唇。

子宫动脉和阴道动脉均来源于髂内动脉，其中子宫动脉在宫颈内口水平跨越输尿管分为上、下两支，上支为子宫体支，主要参与子宫体的血液供应，下支为宫颈-阴道支，与阴道动脉一起参与宫颈部和阴道上段的血液供应。同名静脉与子宫动脉伴行于后腹膜与骨盆侧壁之间，和蔓状静脉丛共同收集子宫体与宫颈部及阴道上段的静脉血，并最终回流至髂内静脉。子宫体或宫颈恶性肿瘤行根治术或广泛子宫切除术时，应注意避免损伤上述部位的血管和输尿管。

子宫的淋巴引流分为侧、后和前等三个主干，淋巴组织广泛分布于黏膜下和深部纤维间质内。宫颈上、中、下部的淋巴液分别回流至侧干的三个分支，上支和中支最后分别汇入沿盆腔血管和子宫旁间隙分布的髂间淋巴结、子宫旁淋巴结、髂外淋巴结和髂总淋巴结、闭孔淋巴结；下支汇入臀上、下淋巴结、骶淋巴结和主动脉旁淋巴结。主动脉下淋巴结、主动脉旁淋巴结和髂总淋巴结均接受来自宫颈后主干的淋巴回流；而宫颈前部的淋巴液主要通过前主干回流至髂间淋巴结。盆腔的淋巴结非常丰富，宫颈癌和子宫体癌均极易出现淋巴结转移，且首先转移至一级的前哨淋巴结。而宫旁的区域淋巴结均是宫颈癌的前哨淋巴结，行宫颈或宫体癌前哨淋巴结探查时，如果前哨淋巴结探查后病理提示为阳性，应放弃根治性手术，推荐行术后放射治疗；如果前哨淋巴结活检为阴性，应进行准确的手术分期，根据分期结果施行宫颈癌或子宫体癌根治术。

上腹和下腹(骶前)神经丛形成两侧半圆形神经丛，分布于宫颈下段和两侧宫颈上部，构成宫颈的感觉神经丛，进行感觉传导，该感觉神经丛在宫颈后部较多，L_4-S_3 发出的副交感神经也有神经分布于宫颈。

二、子宫的组织结构

1. 子宫体　子宫体主要由平滑肌组成，子宫壁由外向内分为浆膜层、肌层及黏膜层(即内膜)三层。黏膜层主要由功能层和基底层两部分组成，青春期以后，受雌激素、孕激素的影响，功能层发生周期性的改变，子宫内膜出现增殖、分泌及脱落等变化，出现月经来潮，而基底层无明显周期性变化。肌层主要为平滑肌组成，是子宫壁最厚的一层，初始较薄，怀孕以后肌纤维增生，肌层增厚达 2.5 cm 左右，分内、中、外三层。浆膜层为覆盖在子宫表面的腹膜，紧紧包裹子宫体，并向前下折向膀胱，形成子宫膀胱皱褶。

2. 宫颈　宫颈质地坚硬，主要由结缔组织、平滑肌和血管组成，由外向内分为外膜、肌层和黏膜。宫颈黏膜主要由上皮和固有层组成，上皮层由两部分构成，阴道部分为复层鳞状上皮，宫颈管内膜部分为柱状上皮，二者之间交界处称为移行带，是肿瘤的好发部位(图 2-1，图 2-2)。

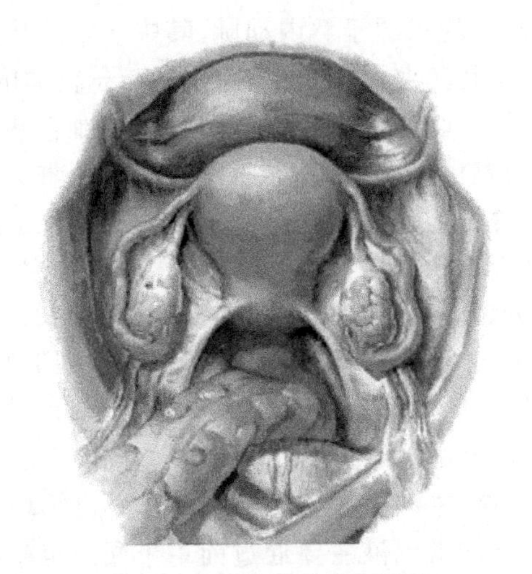

图 2-1　正常子宫的正面图

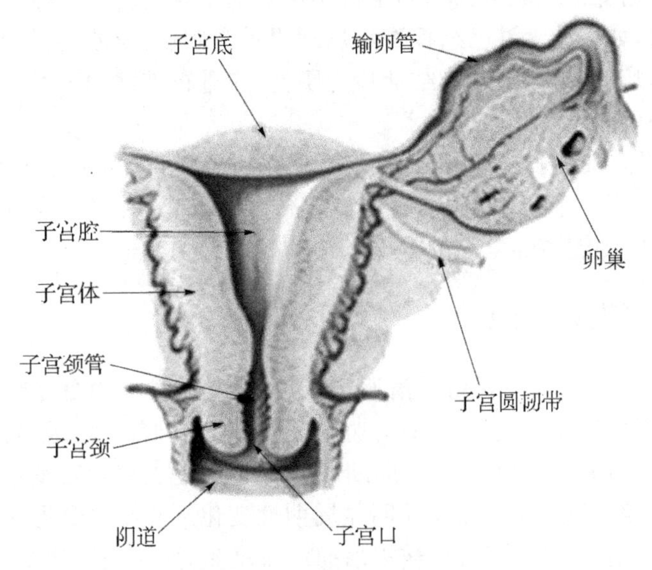

图 2-2　正常子宫的剖面图

三、子宫的生理

子宫是女性重要的内生殖器官，也是受精卵着床，胎儿发育以及娩出前的居住场所。青春期以后，子宫体积明显增大，由于性激素的影响，子宫内膜出现周期性变化，表现为子宫内膜的脱落与修复交替进行，形成月经周期。妊娠以后，子宫随着胎儿增大而增大，分娩以后子宫明显缩小，6～8周恢复产前大小。进入更年期以后，月经周期紊乱，最后绝经，子宫内膜不再出现周期性变化，月经停止，子宫体和宫颈均出现萎缩。宫颈是子宫的一部分，子宫体和宫颈的比例因年龄不同而不同，婴儿期子宫体只有宫颈长度的一半(1∶2)，青春期子宫体与宫颈等长(1∶1)，生育期妇女子宫体长约为宫颈的2倍(2∶1)，老年期又变为等长(1∶1)。宫颈主要由纤维组织构成，其中包含有平滑肌、血管及弹性纤维等。宫颈管内表面为宫颈管黏膜，黏膜层有黏液腺，育龄妇女在月经期时，宫颈管变长，直径和外口明显增大，黏液分泌减少，方便月经的排出。在排卵期时宫颈管的长度、直径和外口均恢复正常，分泌的黏液增多，凝集于宫颈管内形成黏液栓，将宫颈管与外界隔开，阻止细菌入侵，同时黏液会变稀薄以利于精子通过。随着体内的雌激素水平不断变化，宫颈黏膜腺体形态和所分泌黏液的性状、酸碱度会发生周期性变化。在育龄期，随着局部激素环境和pH改变，宫颈管内柱状上皮向鳞状上皮转化是不断变化的。

妊娠时，宫颈可出现血管增生和结缔组织细胞肥大，宫颈局部伴有白细胞等浸润出现充血水肿，宫颈的外形增大，变软，呈紫褐色。宫颈阴道部复层鳞状上皮不断增厚，基底层细胞增生明显活跃。随着妊娠的逐渐发展，宫颈出现明显的变化，基底层细胞和鳞状上皮化生逐渐增多，宫颈内膜腺体增生并扩张，导致宫颈管增厚，腺体分泌和黏稠度明显增加，形成防御屏障，能有效阻止精子和细菌突破屏障，保障妊娠的顺利进行。随着年龄增大，尤其是绝经以后，宫颈内膜萎缩更加明显，皱襞变平，宫颈变小、变硬，腺样隐窝减少导致分泌功能低下。

第三章　子宫恶性肿瘤的细胞分子生物学基础

肿瘤是一种全身性疾病,涉及多阶段、多条信号通路和多种基因改变的病理过程。恶性肿瘤的发生为多阶段多步骤的逐步演变,癌变的产生是个慢性过程,分为多个阶段:激发细胞恶变的过程最为漫长,内因和外因的促进阶段,肿瘤迅速进展和转移的阶段。在癌变多步骤逐渐演变过程中,认识到细胞癌变不仅与不同染色体上多种基因的突变有关,同时还与各种细胞信号转导通路的改变有关。包括原癌基因的激活、抑癌基因的失活、损伤修复相关基因的缺失、细胞周期调控基因的突变,也涉及增殖失控、凋亡受阻、侵袭和转移等多条通路的异常,肿瘤不仅是一类基因性疾病,也是一类信号转导异常性疾病。癌变的这种多阶段性已经在实验性肿瘤以及结肠癌的癌变过程中均得到证实,表明肿瘤的发生从遗传学角度上看是一种基因病。分子生物学研究表明,癌变过程是多基因参与的复杂过程,在肿瘤发生的每一阶段,都有多种因素参与。目前临床上肿瘤的诊断和治疗首先需要明确肿瘤的病理性质和评估患者的身体状况,还需结合一般检验和影像资料进行准确的 TNM 分期,最后才能确定治疗方案。在临床实践中,为了准确进行肿瘤诊断,预测肿瘤的发展和增殖速度,预防肿瘤过快转移和进行预后评估,必须明确肿瘤是一种基因疾病,必须把分子诊断提高到和病理诊断同等重要的地位,在进行分子诊断时,需准确描述肿瘤细胞的基因结构和蛋白组学等表观遗传学异常情况。子宫恶性肿瘤是人体众多肿瘤的一种,不可避免受遗传和环境的双重影响。在肿瘤的发生发展过程中,目前认为肿瘤体细胞的进化、肿瘤细胞周期调控与信号转导通路以及肿瘤干细胞理论是肿瘤的分子生物学基础。肿瘤细胞的产生与基因突变和进化有关,突变的方式包括点突变、碱基缺失、碱基插入与重复,在各种基因突变的逐代累及下,体细胞在不断适应突变的过程,产生了进化,体细胞的进化在细胞衰老和肿瘤的发生发展中起着重要作用。

一、肿瘤体细胞进化

一般认为肿瘤体细胞的基因突变是细胞进化的主要推动力,对环境不适应的则因自然选择而淘汰,对细胞有利的突变则不断累积下去,这种体细胞进化在肿瘤的发生发展过程中起着重要的推动作用,是自然界自然选择的结果。正常组织逐渐演变为肿瘤组织必须满足三个条件:细胞群落中有变异发生、这种变异具有遗传性、变异对环境的适应性,从而导致细胞之间的接触抑制消失,肿瘤细胞克隆形成。在肿瘤体细胞进化过程中,抑癌基因失活和原癌基因的激活起着重要作用。与子宫肿瘤有关的抑癌基因有:P53 基因、P16 基因、Rb 基因;原癌基因有:c-myc 基因、Bcl-2 基因、ras 基因、c-Met 基因等。目前针对肿瘤的基因检测技术已经在多种肿瘤中开展,已经成为肿瘤靶向治疗的重要依据。

二、肿瘤细胞周期调控与信号通路

细胞从上一次有丝分裂结束到下一次有丝分裂结束所经过的全过程称为细胞周期。每一细胞周期均分为两个阶段进行,其中 DNA 合成前期(G_1 期)、DNA 合成期(S 期)和 DNA 合成后期(G_2 期)为第一阶段,又称为间期,有丝分裂期(M 期)为第二阶段。在增殖的细胞群中,细胞是非同步增殖的,在细胞周期过程中,可能有四种结果:完成一周期再开始第二次周期;停止于 G_2 期,受某种刺激后可再次进入周期;停止于 G_1 期,又称为 G_0 期细胞,受刺激后仍能进入下一周期进行有丝分裂;丧失生命力近于死亡的细胞不再分裂,细胞周期被动终止直至细胞死亡(图 3-1)。

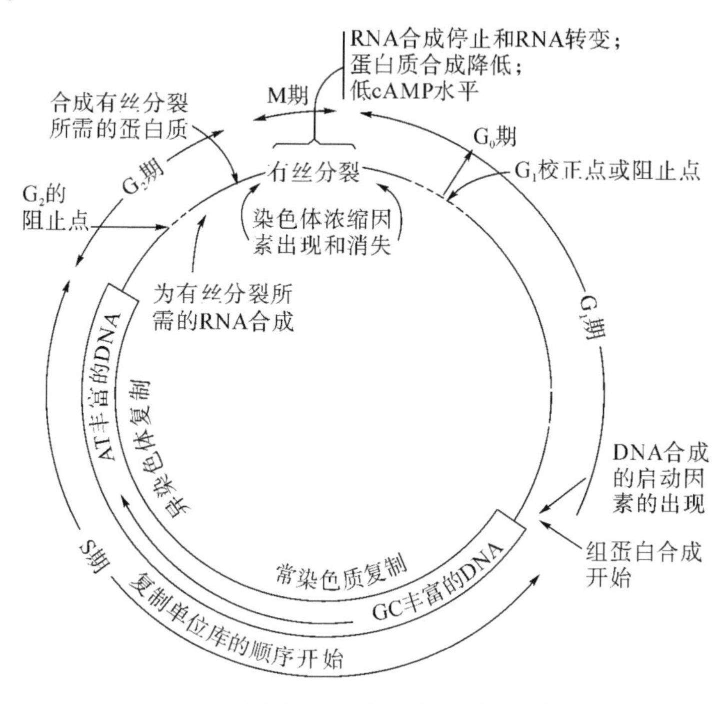

图 3-1 细胞周期过程中发生的分子事件

如果正常的细胞周期调控受到破坏，其后果是细胞的正常生长失去控制，并向肿瘤细胞转化，细胞周期的失控可以发生在细胞增殖、损伤感应、DNA 修复、细胞死亡等任一环节，引起细胞基因组的不稳定。基因组不稳定表现在两个水平上：DNA 水平包括基因突变、缺失、扩增、易位等；染色体水平包括染色体畸形、非整倍体等。细胞周期监控机制的破坏致使细胞基因组不稳定和突变数量明显增加，监控机制的破坏致使细胞调控机制失控，良性细胞转向恶性细胞。与肿瘤相关的细胞周期调控因子的核心包括：正性调控因子——细胞周期蛋白依赖性蛋白激酶(CDK)；负性调控因子——细胞周期蛋白依赖性蛋白激酶抑制剂(CKI)；M 期促发因子(MPF)；细胞关卡(包括 G_1/S 关卡、S 期关卡、G_2/M 关卡、中-后期关卡)等。

肿瘤的发生还与细胞信号转导遭到破坏有关，细胞信号转导指细胞膜或细胞内受体感受到外源性信号所发生的一系列分子活性的变化，并将这种效应依次传导至效应分子，改变细胞功能的过程。在这一过程中，细胞膜、细胞核内的受体和配体结合，并在各种蛋白酶的催化下，产生各种途径的信息传导，从而使机体在整体上对内外环境的变化产生最为适宜的反应。在许多内外因素(如放射线、感染、缺血缺氧等)的诱导下，存在于细胞表面的死亡受体被激活，触发细胞凋亡这一主动的信号依赖过程。在肿瘤的发生与发展过程中，细胞信号转导机制及细胞正常的凋亡被破坏，这一过程不只是某一基因改变，而是基因组一系列级联放大效应导致肿瘤发生。

三、肿瘤干细胞理论

目前多数研究认为肿瘤干细胞在肿瘤组织中占极小比例，与肿瘤的复发转移密切相关，具有很强的增殖和自我复制能力，对放化疗不敏感。与其他肿瘤细胞相比，肿瘤干细胞具很大差异性，具体表现在以下几方面。

(1) 自我更新能力：目前的理论和试验均认为肿瘤的前体细胞来源于肿瘤干细胞，肿瘤干细胞具有不断分化为前体细胞的能力。

(2) 多分化潜能：表现为肿瘤干细胞能够在体内产生新一代的肿瘤克隆，这种克隆细胞分化程度存在明显差异，恶性程度高低与肿瘤克隆的分化程度正好相反。

(3) 高增殖能力：最新研究表明，肿瘤干细胞比普通肿瘤细胞具有更高的增殖能力。

(4) 耐药性：肿瘤治疗失败的原因很多、其中多药耐药(MDR)是最难解决的难题之一。肿瘤干细胞的细胞内外物质的转运主要通过细胞膜进行，多数细胞膜上存在能够运输并排出代谢产物，药物等物质的 AC 转运体家族膜蛋白，多数化疗药物通过细胞膜上的转运蛋白转运出细胞外，使得细胞内药物的浓度明显降低，导致药物对肿瘤干细胞杀灭作用降低或消失。目前，在子宫恶性肿瘤中，肿瘤干细胞研究虽然取得了一定的进展，但是还存在一些不确定的地方，例如肿瘤干细胞的鉴定与分离、细胞特征以及与成体干细胞的关系，都需要不断地进行探索。肿瘤干细胞理论的提出，是肿瘤基础与临床理论重大飞跃，必定会对肿瘤发生、发展，以及临床诊断、治疗带来深远的影响。

第四章　子宫恶性肿瘤诊断的影像学基础

随着现代医学的不断发展，医学影像学已经成为恶性肿瘤早发现、早诊断、早治疗的重要手段之一。在子宫恶性肿瘤诊断中，常常需要使用的手段有电子计算机断层扫描（Computed Tomography，CT）、磁共振成像（Magnetic Resonance Imaging，MRI）、骨扫描、正电子发射计算机断层显像（PET-CT）、超声等。下面逐一介绍它们在恶性肿瘤诊断中的成像原理和作用。

一、CT

CT 是利用 X 射线束等对人体某一部位进行一定层厚的逐层扫描，由探测器逐一接收透过该层面的 X 射线，随后转变成可见光，由光电转换变成电信号，然后通过模拟或数字转换器转化为数字信号，由计算机进行再处理。目前临床上多使用螺旋 CT 对组织进行平扫或增强扫描，其具有比普通 CT 扫描速度快、能进行三维成像的优点。CT 检查安全可靠，可显示不同的组织层次，通过测量 CT 值可确定组织的类型。CT 值是组织的 X 射线吸收系数与水、骨和空气三种组织之间的相对值，水的 CT 值为 0 HU，空气为－1 000 HU，骨为 1 000 HU。在静脉内注入水溶性碘对比剂后再进行扫描，可显示血管和血管丰富的器官和肿瘤，从而提高诊断的准确性。CT 设备主要由三部分组成：扫描部分由 X 线管、探测器和扫描架组成；计算机系统，将扫描收集到的信息数据进行贮存运算；图像显示和存储系统。在对子宫肿瘤进行 CT 扫描时，可以出现肿块、子宫增大等表现（图 4－1）。

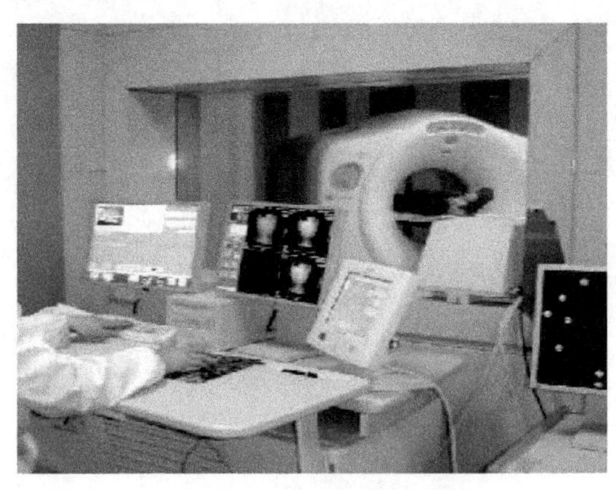

图 4－1　16 排螺旋 CT 机

二、核磁共振成像

核磁共振成像是使用磁场与射频脉冲让人体组织内的氢核(即 H^+)发生振动而产生射频信号,由计算机进一步处理而成像的,是随着计算机技术、电子电路技术等的进步而迅速成长起来的一种生物磁学核自旋成像技术。人体组织能够穿过磁共振产生的长波成分,这是磁共振能使用于临床的基本条件之一。

核磁共振成像的基础是核子自旋运动,原子核在运动过程中,吸收与其运动频率相同的射频脉冲,产生共振吸收,一旦去掉射频脉冲,原子核磁矩能够把所吸收的一部分能量以电磁波的形式进行发射,称为共振发射,这种共振吸收和共振发射的过程就叫做“核磁共振”。由于人体约 70%是由水组成,核磁共振的“核”指的就是水的氢原子核。把物体放置在磁场之后,使用合适的电磁波进行照射,使之产生共振,之后分析它所释放的电磁波,可以知道组成这一物体的原子核的种类和相应位置,能够经过计算机处理后绘制出物体内部的精确影像。

核磁共振系统的组成:

(1) 磁铁系统:包括主磁场和梯度磁场,分别用来控制磁场强度和磁场中的梯度。

(2) 射频系统:射频发生器和射频接收器,前者用来产生短而强的射频场并使氢核产生核磁共振(Nuclear Magnetic Resonance,NMR)现象,后者接收 NMR 信号,放大并进入图像处理系统。

(3) 计算机图像重建系统:由射频接收器接收来的信号经 A/D 转换器转换后,模拟信号经转换后成为数字信号,根据各层面各体素的对应关系,经计算机处理完成后,得到层面图像数据,再经过 D/A 转换器处理,传递到图像显示器上,按 NMR 信号的大小,形成不同的灰度等级并显示出相应层面的图像(图 4-2)。

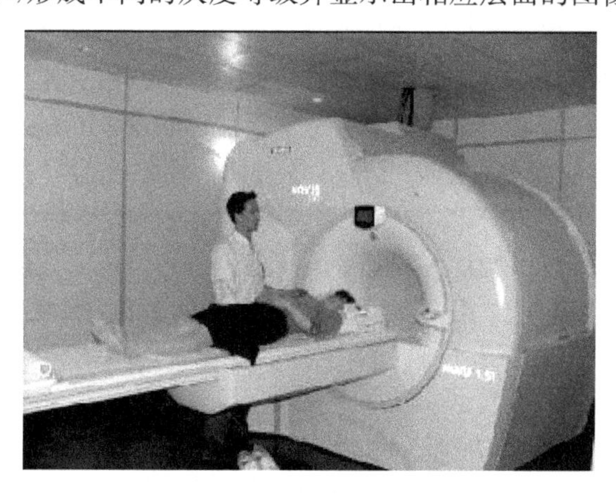

图 4-2　1.5T 核磁共振系统

三、骨扫描

骨扫描是核医学检查的常用项目，全身骨扫描和局部骨扫描在子宫肿瘤检查中常用。骨扫描是针对全身骨骼的一种核医学影像检查，它与X线检查不同之处在于需要在检查前注射放射性骨显像剂，骨骼充分吸收2～3小时后，使用单光子发射计算机断层成像术(Single Photon Emission Computed Tomography, SPECT)探测骨骼放射性分布状况，如果出现某处的放射性浓聚或稀疏，表示该处骨代谢异常，是肿瘤骨转移的主要影像学表现之一。一般骨扫描发现病灶比X线检查要早，甚至可达半年左右。一般在晚期子宫肿瘤判断有无骨转移时采用骨扫描(图4-3)。

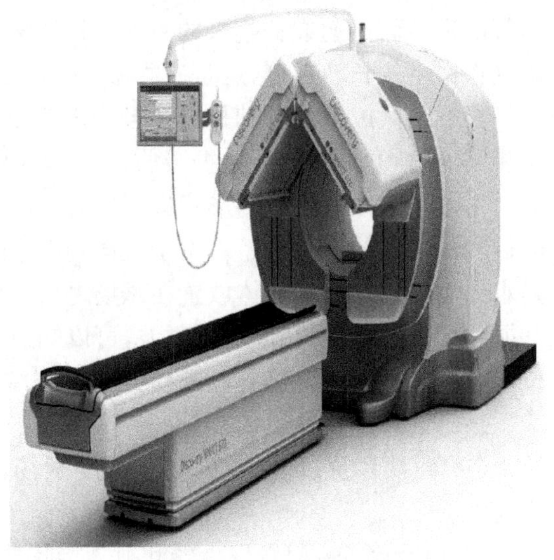

图4-3 SPECT系统

四、PET-CT

PET-CT是一种能将PET的功能代谢显像和CT的解剖结构显像技术有效融合的新型影像设备，提前将微量的正电子核素示踪剂注射入人体内，再采用特殊的体外PET探测仪探测这些核素在人体各部位的分布情况，然后通过计算机断层显像技术显示人体各脏器的生理代谢功能，同时采用CT断层技术对这些核素分布情况进行解剖定位，这种机器同时具有PET的功能显像和CT解剖显像的优点。PET是一种功能显像设备，能反映病变的基因状况、分子突变、代谢及功能状态，利用正电子核素标记葡萄糖如F-18等人体代谢物作为显像剂，通过显像剂的摄取状况来反映病灶代谢变化，为临床提供肿瘤性疾病的生物代谢信息。CT可以精确解剖定位病灶及显示病灶细微解剖结构变化；PET-CT进行图像融合可以更全面发现病灶，更精确定位及更准确判断病灶的良恶性，因此更能早期、快速、准确、全面发现病灶。PET-CT可以清晰地得到人体各部位的横断面、冠状断面和矢状断面的影像资料。

PET系统主要由机架、环形探测器、符合电路、检查床及工作站等组成。探测系统是整个系统中的主要部分，它的块状探测结构便于消除散射、提高计数率。多个块结构组成一个环，数十个环组成整个探测器。探测器通过晶体将高能光子转化为光信号，再由光电倍增管（PMT）将光信号转化为电信号，再将电信号转化为时间脉冲信号，经运算测出正电子的位置，计算机通过运算完成图像重建，重建后的图像大大提高了PET的整体分辨率。

PET-CT的核心是图像融合，同机融合时具有相同的定位坐标系统，扫描时不必改变体位，能有效避免由于病人体位改变所造成的误差。采集后两种图像经计算机图像融合软件融合，方便易行，可以不必进行对位、转换及配准。经信息互补后能够采集到更多的解剖结构和生理功能关系的信息，对恶性肿瘤的定位和定性诊断均具有重要价值，对恶性肿瘤病人手术和放射治疗定位也具有重要的临床价值（图4－4）。

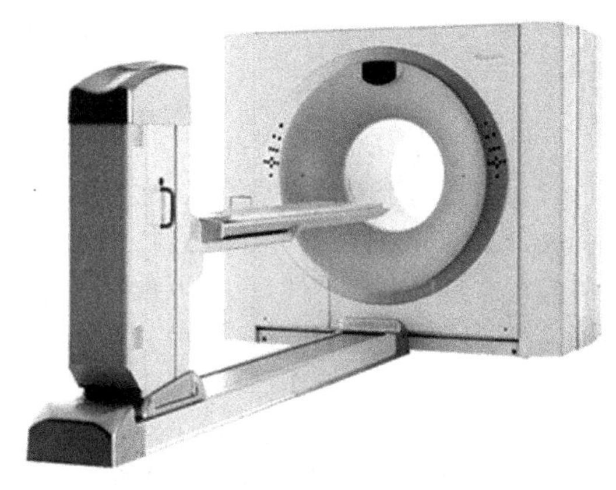

图4－4　PET-CT系统

五、超声检查

超声波检查利用人体对超声波的反射进行观察，是利用弱超声波照射到身体上的反射波进行图像化处理的技术。在子宫恶性肿瘤中主要是B型超声，表现为子宫增大、子宫内膜增厚以及肿块等。对体表淋巴结转移也有一定诊断价值（图4－5）。

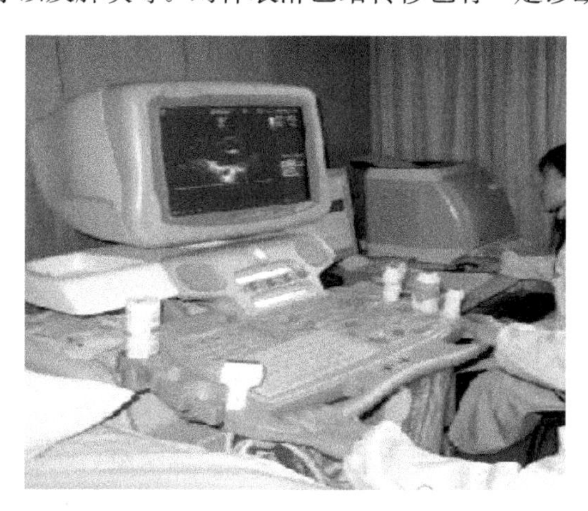

图4－5　美国GE彩超

第五章　子宫恶性肿瘤有关的肿瘤标志物

肿瘤标志物是指由肿瘤组织或宿主细胞产生的一类物质，在肿瘤组织或体液内含量明显高于人体正常组织，这类生化物质与恶性肿瘤的发生、进展和预后密切相关，现在已能检测的肿瘤标志物将近 100 余种，常见的有 30 余种。目前大部分肿瘤标志物具有广谱性，只有少数肿瘤标志物具有特异性。大部分肿瘤进行诊断和治疗时，都具有一种或几种相对特异性的肿瘤标志物，与子宫恶性肿瘤相关的肿瘤标志物有如下几种。

1. CA125(糖链抗原 125)　与卵巢上皮性肿瘤密切相关的一类肿瘤标志物，在癌组织和血清等体液中含量较高，肿瘤负荷越大，CA125 的数值越高。CA125 在卵巢癌的早期筛查和诊断时临床价值较高，对治疗效果的评价及预后的预测也有一定价值。在妇科良性疾病时需注意与卵巢癌鉴别，如盆腔炎、卵巢囊肿时，CA125 也有轻度升高；早期妊娠时也有少数妇女出现数值不一的 CA125 含量升高。在子宫恶性肿瘤如宫颈癌、子宫内膜癌等也有一定的阳性率。

2. CA199　是一种与胃肠道肿瘤相关的糖类抗原，通常分布于正常胎儿消化道上皮。在子宫内膜癌中可以升高，在消化道恶性肿瘤中升高更加明显，尤其对胰腺癌、胆囊癌的筛查有较大意义。

3. SCC(鳞状细胞癌抗原)：在鳞癌中升高较为明显，有一定特异性，在宫颈鳞癌中有较高的表达，在身体其他部位的鳞癌中也有较高表达，并与病情的进展有关，主要用于监测鳞癌的临床病情变化。

4. CEA(癌胚抗原)：是一种广谱性肿瘤标志物，最早是从人类胎儿及结肠癌组织中发现的，属糖蛋白胚胎抗原，在宫颈黏液性腺癌中有明显升高。在各类腺癌尤其消化系统肿瘤中升高明显，有一定特异性。

5. Cyfra21－1(细胞角蛋白-19)　Cyfra21－1 是细胞角蛋白-19 片段结构，具有可溶性。在宫颈鳞癌中明显升高，同时也是非小细胞肺癌，特别是肺鳞癌的主要标志物。

6. 酶及同工酶肿瘤标志物　神经元特异性烯醇酶(NSE)是烯醇化酶的一种同工酶，在宫颈神经内分泌癌尤其是宫颈小细胞癌中明显升高。同时也是小细胞肺癌(SCLC)的重要肿瘤标志物，对小细胞肺癌和非小细胞肺癌的鉴别诊断有重要价值。

7. HCG　患有绒癌以及卵巢混合性生殖细胞肿瘤时，血清 HCG 升高很快；另外妊娠时 HCG 也明显升高，但下降很快；与妊娠有关的滋养细胞疾病 HCG 也升高，但幅度较小。

8. 激素及激素受体肿瘤标志物

(1) 异位激素：宫颈小细胞癌时，能促进肽类激素的分泌，尤其是促肾上腺皮质激素和子宫肌瘤时促红细胞生成素的分泌。

(2) 常用的激素受体：雌激素受体(ER)和孕激素受体(PR)多见于激素敏感型乳腺癌，少部分子宫内膜癌和卵巢肿瘤也可出现激素受体阳性。

9. 病毒标志物　目前认为人乳头瘤病毒与宫颈癌关系密切，其中以 HPV16、HPV18 型多见，另外 HPV31、HPV33、HPV35 型也与宫颈 CIN 及宫颈癌关系密切。HBV 和 EBV 也是特异性肿瘤标志物。

子宫恶性肿瘤的肿瘤标志物(TM)的检测意义重大，概括如下：

(1) 子宫恶性肿瘤的筛查：肿瘤筛查就是从无症状妇女中寻找可疑者，常与宫颈刮片一起用于高危人群筛查。例如高危型 HPV 用于筛查宫颈癌。HCG 用于滋养细胞肿瘤的筛查。如果上述肿瘤标志物升高明显，无论有无症状和体征，均推荐进行复查和随访。如多次检测仍持续增高，应及时进行查体和辅助检查确诊。

(2) 子宫恶性肿瘤的诊断

① 辅助诊断：肿瘤标志物在恶性肿瘤的诊断过程中，可以提供一定的诊断线索，但不能仅仅通过肿瘤标志物升高来确诊肿瘤，不能代替肿瘤的病理诊断。并且由于特异性不强，可以通过肿瘤标志物的检测来确定肿瘤大致类型，例如我们可以通过 CA125 和 HCG 的检测大致确定肿瘤的来源。

② 鉴别诊断：子宫肿瘤标志物特征性不够明显，仅滋养细胞肿瘤 HCG 升高有一定特异性，CA125 升高与卵巢肿瘤有一定的相关性，但均应与炎症等良性疾病进行鉴别。

(3) 患者监测病情和疗效评价：肿瘤标志物的升高或下降是监测疗效、评估是否复发转移的重要依据。

(4) 鉴别良恶性：良性疾病由于容易治疗，肿瘤标志物的升高往往仅与疾病的某一阶段有关，因此肿瘤标志物仅在疾病的某一阶段升高，随后恢复正常；恶性肿瘤的肿瘤标志物与肿瘤负荷有关，如肿瘤持续存在，则标志物持续升高，肿瘤负荷减小或消失时，肿瘤标志物则降低或恢复正常。

(5) 动态观察：肿瘤标志物进行性升高有重要诊断意义，如持续升高，应进一步检查确诊。

第六章　子宫恶性肿瘤的外科基础

第一节　子宫恶性肿瘤的外科治疗的作用和原则

子宫恶性肿瘤作为恶性肿瘤的一个种类，其外科治疗也遵循一般肿瘤的外科治疗原则。外科治疗不仅是恶性肿瘤的主要治疗手段之一，而且与肿瘤的预防、诊断、分期及康复密切相关。

一、肿瘤外科治疗的作用

1. 预防作用　某些先天性疾病或癌前病变可能会逐渐发展成恶性肿瘤，因此及时切除是预防肿瘤发生的关键。例如胃息肉如果及时切除可以预防胃癌。在有子宫的癌前疾病的患者中，宫颈不典型增生和子宫息肉是常见的癌前病变，如果及时行利普(LEEP)刀手术或宫腔镜下息肉切除，可以有效预防宫颈癌和子宫体癌的发生。

2. 诊断作用　肿瘤治疗前必须有明确的病理诊断，只有通过细针穿刺或外科活检进行组织学或细胞学诊断。有些术前诊断不明的怀疑恶性肿瘤，可以进行术中快速病理检测取得诊断。最常见的是胃镜取活体组织检查，在子宫恶性肿瘤，可以通过局部切取部分宫颈或刮去部分子宫内膜方法取得活体组织。

3. 治疗作用　良性肿瘤可以通过外科手术切除治愈，而部分恶性肿瘤，如果分期较早，外科手术也是治疗的主要手段，甚至可以达到治愈。子宫恶性肿瘤如果分期为Ⅰ期，不论是宫颈癌还是子宫体癌，都可以通过手术治愈。

4. 重建与康复作用　外科治疗应注意病人术后生活质量，因此手术过程中应设法对切除器官进行重建，术后进行康复治疗。胃癌根治术中重建消化道是重要步骤，骨科手术不但要重建肢体，还要进行康复训练。子宫恶性肿瘤进行子宫切除术后，应注意阴道的重建。

二、肿瘤外科的治疗原则

1. 明确肿瘤性质和分期　恶性肿瘤的手术治疗往往创伤非常大，因此在手术前尽量明确病理，术后进一步明确病理和切缘情况、肿瘤大小、形状等，有条件的地方应进行免疫组化核基因检测，为精准治疗做准备。术后应根据病理侵犯范围和淋巴结转移情况，进行合理分期，为综合治疗做准备。

2. 制订合理的治疗方案　应根据病人的术前的影像学资料和身体状况，制定合理的治疗方案。对于一般状况极差的患者，应以保守治疗为主，对于大部分肿瘤，应尽可能行根治术。治疗方案应根据病理类型、分化程度、分期、体能状况制定，其基本原则为：早期肿瘤，尽可能施行根治术；局部晚期肿瘤，应先行辅助化疗或放疗缩小肿瘤后再行手术；术后病理分期较晚者或有残留，应行术后辅助化疗或放疗。

3. 选择合理的术式　诊断和临床分期明确后，应根据肿瘤的病理性质及生物学特性选择合适的手术方式，如胃癌易出现淋巴结转移，因此必须进行区域淋巴结清扫，子宫恶性肿瘤易转移至盆腔腹膜后淋巴结，因此应进行盆腔淋巴结清扫术，必要时还需要切除附件。还要根据患者的年龄、全身状况和伴随疾病决定术式，对于高龄、一般状况差的患者，尽可能缩小手术创伤，必要时仅行姑息手术或保守治疗。恶病质或预计生存期较短者，应视为手术禁忌。在手术过程中，应遵守最大限度切除肿瘤、最大限度保留正常组织和器官功能的原则。保留功能有困难时，应尽可能切除肿瘤。如切除过多，可能威胁生命时，可以姑息性切除。

4. 坚持无瘤原则，防止医源性播散　在外科手术过程中，除充分暴露视野、无菌原则外，还应该遵循无瘤原则，避免癌细胞因手术脱落而出现转移播散，引起术后复发。术中应坚持以下几点：

（1）由远及近原则：探查时，应先探查远离肿瘤部位，最后探查肿瘤，尽可能避免挤压肿瘤。

（2）隔离原则：对于已经破溃或侵犯脏器表面的肿瘤，应予纱布覆盖包裹肿瘤，防止肿瘤脱落种植。必要时可以在腹盆腔内注入少量抗癌药物进行预防。

（3）先静脉、后动脉原则：术中应先处理肿瘤静脉，防止肿瘤细胞因静脉回流进入血液循环。

（4）钝锐结合，以锐为主的原则：分离肿瘤周围组织时，尽量使用锐性分离，避免因钝性分离造成的肿瘤挤压。

（5）淋巴结清扫原则：应遵循由远及近，先清扫远离肿瘤的淋巴结，后处理近肿瘤处淋巴结。

（6）整体切除原则：手术时宜将肿瘤和淋巴结作为一个整体切除。

（7）冲洗原则：及时更换手套、无菌清水冲洗后，使用抗肿瘤药物稀释液进行浸泡术野 5～10 分钟，尽可能杀灭肿瘤细胞。

三、肿瘤手术的方式

1. 诊断性手术　包括咬取活检、切除活检和切取活检，对于子宫恶性肿瘤而言，分期早宫颈癌可以采用 LEEP 刀整块切除活检，淋巴结转移时也可整块切除，肿瘤较大时，可以切取或咬取部分宫颈组织获得病理。对于子宫内膜癌，适合进行诊断性刮宫明确诊断。

2. 探查性手术　主要为明确手术范围，先进行探查切除范围，为根治性手术进行准备。探查性手术应进行术中冰冻切片检查，为手术做好全面准备。

3. 根治性手术　包括切除肿瘤所在器官全部或大部分并连同区域淋巴结整块切除。子宫恶性肿瘤绝大部分为根治性手术。

4. 姑息性手术　肿瘤分期较晚或病人体质较差，不能进行根治手术时，可以进行姑息性切除肿瘤和减状手术，目的是减轻症状、延长生命、提高生活质量。部分肿瘤出现远处转移或复发时，为降低肿瘤负荷，延长生存期，可以进行部分肿瘤的姑息切除。

5. 辅助性手术　主要为其他治疗方式进行辅助治疗，如子宫肿瘤为减轻肿瘤负荷，提高放化疗疗效，进行部分切除术。

6. 重建手术　手术切除范围过大，进行器官重建，如宫颈癌切除阴道过多时，进行阴道延长手术。

7. 预防性手术　对于一些癌前性病变，宜提前将病灶切除，防止进一步恶化为肿瘤。如宫颈不典型增生患者，行宫颈部分切除术，可以尽可能预防肿瘤。

四、恶性肿瘤术后随访

恶性肿瘤术后应定期随访，术后 2 年内每 3 个月复查一次；术后 2～5 年内，半年复查一次；术后 5 年以后，应坚持每年复查一次。

五、腹腔镜技术在肿瘤外科中的应用

1. 腹腔镜技术　随着近年来肿瘤外科向微创化、保留功能的方向发展，腹腔镜技术逐渐在肿瘤外科中得到广泛应用。腹腔镜其实和胃肠镜相似，既可以用来进行检查和诊断，也可以用来进行治疗，其基本原理就是利用腔镜的摄像系统对体内组织进行放大，然后利用相关器械进行操作的手术。基本过程包括：使用人工气腹充分暴露视野，利用冷光源提供照明，将直径为 3～10 mm 的腹腔镜镜头通过腹部小切口插入腹腔内，利用腹腔镜的摄像系统拍摄清晰的图像并通过光导纤维传导至后级信号处理系统，在显示器上进行实时显示。医生通过监视器屏幕显示的放大图像，对病人的病情进行分析诊断，并且运用特殊的腹腔镜手术器械进行病变切除。

2. 腹腔镜的组成　冷光源、监视器、手术器械。

3. 腹腔镜技术的优点　具有微创、组织损伤小、能最大限度保留病变器官功能，患者术后恢复快的优点。

4. 腹腔镜技术在子宫恶性肿瘤中的应用　宫颈癌和子宫体癌均可使用腹腔镜技术进行切除，包括子宫全切术、子宫次全切术、筋膜内子宫切除术、腹腔镜辅助阴式子宫切除术。

六、人工智能与肿瘤外科

近年来随着人工智能与腔镜技术的发展，肿瘤的外科治疗已经逐步进入人工智能时代。

1. 人工智能的定义　人工智能是多个学科交叉发展的结果，与多个学科密切相关，在计算机技术、信息学、控制论、神经心理学、语言学、哲学等基础上发展起来的一门新兴学科。人工智能让人脑得到解放，并通过机械工具与人手结合，让人从复杂重复的脑力和体力活动解放出来。

2. 人工智能在医学中的应用　目前人工智能在肿瘤的诊断领域已经大显身手，极大地提高了恶性肿瘤的影像诊断、病理诊断和分子分型诊断的准确率。在治疗领域，欧美科学家已经成功地研制出可使用于人类血管内治疗的微型机器人，甚至可能制造出可以在人类毛细血管里运动的智能机器人。目前达芬奇手术机器人已经在全球各大医院得到广泛应用，极大地解决了许多复杂手术的操作。在大数据时代，数字化全医学会诊中心的建立是人工智能的又一巨大贡献，它能一组症状提供 41 个以上专科临床视角，防止漏诊误诊，提高诊疗水平，使医务人员从繁杂的日常工作中解放出来，提高了诊断治疗的准确率，最大可能避免漏诊和误诊。目前人工智能在妇科肿瘤领域已经得到广泛应用，极大提高了妇科肿瘤特别是子宫肿瘤的诊断准确性和治疗的合理性。

第二节　子宫肿瘤的解剖和术式简介

一、子宫恶性肿瘤手术治疗的解剖学基础

1. 盆腔的血管　盆腹腔与子宫有关的主要动脉有：腹主动脉及其分支左右髂总动脉，其中部分血管直接由腹主动脉发出：肠系膜上动脉、肠系膜下动脉、肾动脉、卵巢动脉、骶正中动脉。再由髂总动脉分出髂外动脉和髂内动脉，髂外动脉向下延续于股动脉，并发出如下分支：腹壁下动脉、旋髂深动脉；髂内动脉分出以下分支：脐动脉、子宫动脉、阴道动脉、闭孔动脉、直肠中动脉、阴部内动脉、膀胱上动脉、膀胱下动脉、直肠下动脉、左右髂内动脉分支间的侧支循环。在髂总动脉分出的左右支之间还有四个主要的侧支循环：脏器间动脉吻合体系、髂腹主动脉吻合体系、

髂动脉间吻合体系、髂股动脉吻合体系。盆腔的静脉系统一般与同名动脉伴行。

2. 子宫手术有关的韧带　进行子宫切除手术时，一般应该先处理其周围的韧带，子宫周围的主要韧带有：子宫阔韧带、子宫圆韧带、子宫主韧带、子宫骶韧带、耻骨膀胱宫颈韧带。

3. 子宫周围的间隙　子宫周围间隙包括：耻骨后间隙、直肠侧间隙、直肠后间隙、膀胱侧间隙、直肠阴道间隙。膀胱与阴道和宫颈间的间隙包括：膀胱宫颈间隙、膀胱阴道间隙、阴道上中隔。

4. 子宫手术需要处理的淋巴结　子宫体癌及宫颈癌手术时，淋巴结清扫是减少手术复发的关键，一般淋巴结均沿着盆腔内血管分布，与子宫及宫颈手术有关的淋巴结如下：腹股沟深淋巴结；髂总淋巴结及其内侧、外侧、中间、主动脉下淋巴结；髂外淋巴结（包括三组：髂外内侧、中间和外侧淋巴结）；髂内淋巴结（包括：闭孔淋巴结、臀上淋巴结、臀下淋巴结、骶淋巴结）；髂间淋巴结。

二、子宫恶性肿瘤的术式

1. 子宫体恶性肿瘤的常见手术方式　为子宫体癌首要的治疗方式，不论任何分期，子宫体癌进腹以后均需进行腹腔冲洗，冲洗液送检找脱落细胞。根据临床分期分别采用不同的术式，其主要手术方式有：Ⅰ期行筋膜外全子宫切除术＋双侧附件切除术，Ⅱ期行全子宫或广泛性全子宫＋双侧附件切除术＋腹盆腔淋巴结清扫术，Ⅲ、Ⅳ期患者与卵巢癌手术一致，行减瘤术。早期也可以行经阴道子宫切除术。

2. 宫颈癌的手术范围　宫颈锥切术、子宫切除＋双侧附件＋淋巴结切除，其中子宫切除方法较多，主要由肿瘤分期及患者意愿决定。

3. 滋养细胞肿瘤的术式　清宫术、全子宫切除术。

4. 人工智能　利用人工智能进行腹腔镜手术。

第七章　子宫恶性肿瘤的放射治疗基础

第一节　放射治疗的概述

放射治疗的概念：肿瘤放射治疗是和外科治疗一样，是一种局部治疗方法，利用放射线能够杀灭肿瘤细胞的特性进行肿瘤治疗的方法。放射治疗包括根治性放射治疗和姑息性放射治疗。根治性放射治疗在照射足够剂量射线后，肿瘤可以治愈。例如Ⅰa～Ⅳa期宫颈癌均可通过放射治疗治愈，而存在骨转移等远处转移的宫颈癌，则可通过放射治疗来减轻疼痛等局部症状，称为姑息性放射治疗。

一、放射治疗的历史

放射线用于医学领域不过百年时间，但其发展迅速，现已经成为肿瘤治疗的主要手段之一。自从发现X射线和各种放射性同位素到1920年第一台200千伏级X线治疗机的发明，不过20余年，从此以后放射治疗获得了突飞猛进的发展。1903年组织间插植和腔内治疗的发明，并首先应用于宫颈癌的治疗，获得了不错的治疗效果。20世纪60年代放射治疗生物学及放射治疗物理学迅猛发展，到现在已经建立起放射治疗的完整理论，设备也是不断发展。随着CT、MRI、PET-CT等影像学设备的发展，三维适形和调强放射治疗成为放疗的主流，加上计划系统的不断优化，目前放疗已经成为肿瘤治疗的三大手段之一。目前放射治疗的技术逐渐向更高剂量、更低伤害的方向发展，三维适形放疗（3DCRT）、三维适形调强放疗（IMRT）、X刀、r刀、射波刀的理论和设备不断获得发展，放射治疗与其他学科的融合也在不断加强，立体定向放射治疗（SRT）对肿瘤周围正常组织的损伤更小，而立体定向放射外科（SRS）在脑外科及妇科肿瘤的治疗中应用前景也更为广阔，目前上述技术都已经成为宫颈癌常见的放疗技术（图7－1）。

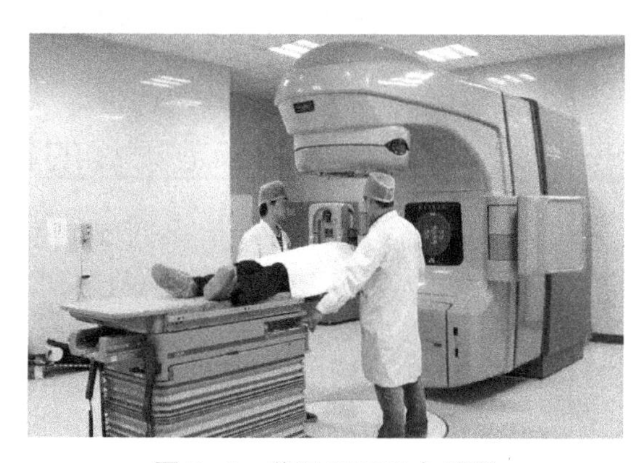

图7－1　美国VARIA加速器

二、放射治疗的地位

目前肿瘤的治疗方法和手段已越来越多，但传统的手术、放疗和化疗依然是综合治疗中最常见治疗手段。在肿瘤的三大治疗方式中，放射治疗因其适应证较宽、疗效较好在肿瘤的治疗中有着重要地位，据国内外各大肿瘤中心统计，大约有70%的肿瘤患者需要接受放疗。随着医学的发展，恶性肿瘤的治愈率也在逐渐上升，据 WHO 公布的数据，目前三大治疗手段结合的综合治疗总体治愈率为 45%左右，其中手术大约占 22%，放疗约占 18%，化疗占 5%左右；在其余未治愈的患者中，大约 18%是局部未控，远处转移大约占 37%，而在这些晚期病例中，绝大部分病例存在局部疼痛等症状，在病程某一阶段需要放疗控制症状。因此，放射治疗作为一种重要的肿瘤治疗手段，其贡献是巨大的(图 7-2)。

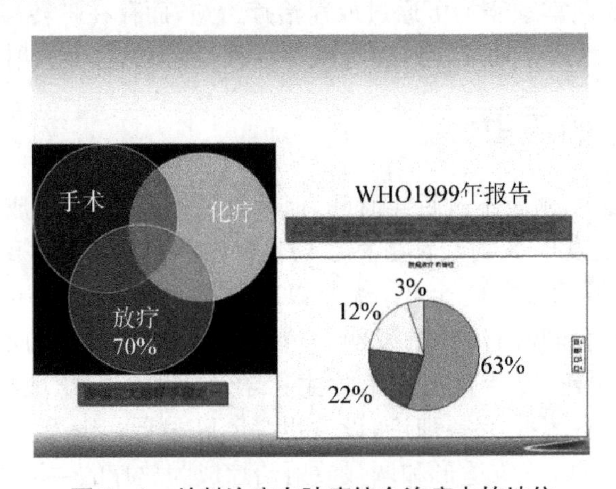

图 7-2　放射治疗在肿瘤综合治疗中的地位

第二节　放射治疗的物理基础

一、放射治疗放射源和放射线的种类

1. 主要由各类常压 X 线治疗机和加速器产生 X 射线，是放疗的主要射线种类，宫颈癌在进行外放时，主要使用各种高能 X 线，其主要特点是皮肤表面剂量低、深部剂量高。

2. 各类放射性同位素如镭-226、钴-60、铯-137、铱-192、金-198 以及碘-125 等产生的 α、β、γ 射线，其主要特点是由各种放射性同位素产生，其中铱-192 是宫颈癌进行近距离后装放疗时的主要放射源。

3. 各类重粒子回旋加速器产生的各种粒子射线，包括电子线、质子束等粒子束都具有治疗作用，主要用于各种重粒子治疗，电子线用于各种体表肿瘤，如宫颈癌浅表淋巴结转移时也可用电子线照射。

二、宫颈癌放射治疗的设备

医用电子直线加速器、深部治疗 X 线机、模拟定位 X 线机、模拟定位 CT、近距离后装治疗机、远距离钴-60 治疗机、重粒子回旋加速器、TPS 计划系统，医师工作站、物理师工作站、技师工作站、登记处等。其中与宫颈癌放射治疗密切相关的设备主要有医用电子直线加速器和近距离后装治疗机。电子直线加速器是利用微波产生电场，按直线方向加速电子到达较高能量，进一步获得高能 X 线或电子线治疗设备。近距离后装治疗机是相对各类远距离治疗机而言的，包括腔内照射、组织间插植、术中置管和体表敷贴照射等，在宫颈癌的治疗中主要起作用的是腔内照射，一般将微型化的铱-192 置入阴道和宫腔内，通过计划系统制定好方案后再进行治疗，优点是可以避免减少医生的暴露和减轻患者周围正常组织的照射剂量(图 7-3，图 7-4)。

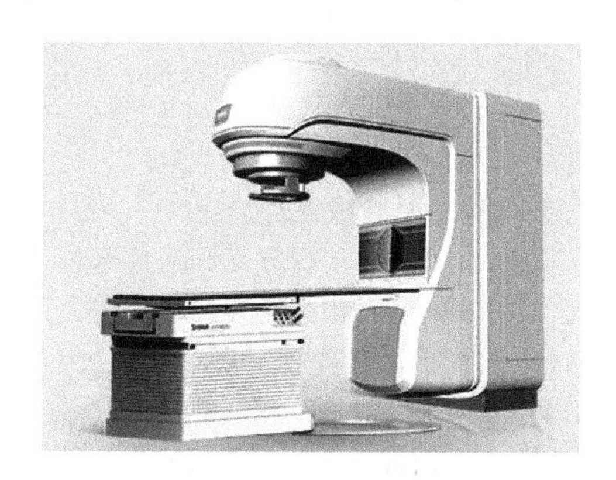

图 7-3　医用电子直线加速器

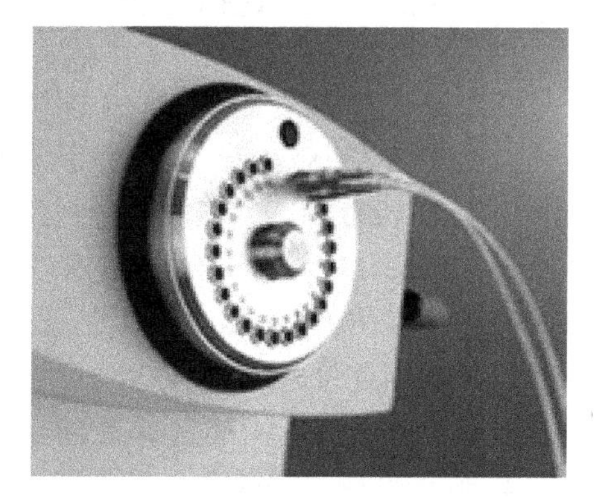

图 7-4　近距离后装治疗机

三、放射治疗的临床剂量学

1. 基本概念

(1) 照射野：射线束经准直器后垂直通过体模的范围，临床剂量学规定为 50%等剂量曲线的延长线交于模体表面的区域。

(2) 参考点：高能 X 线一般指模体表面下最大计量点处，随射线能量的改变而变化。

(3) 源皮距：指沿射线中心轴从射线源到皮肤的距离，宫颈癌在进行普放时，一般进行源皮距照射，高能 X 线治疗机源皮距一般为 100 cm。

(4) 源轴距：指射线源到治疗机等中心点的距离。宫颈癌患者行三维适形和调强放射治疗时，一般进行等中心(源轴距)照射。

2. 高能射线能量在宫颈癌患者的体内分布　在进行放射治疗时，射线的能量在肿瘤患者体内随着深度的变化不断变化，其主要影响因素有射线能量、组织深度、照射野面积、源皮距等。在患者体内照射野中心轴上任一深度处的吸收剂量与参考点深度吸收剂量之比的百分数称为百分深度剂量。

把体内过射线中心轴同一平面上剂量相同点连接而形成的一组曲线称为等剂量曲线，是评价射线剂量在体内变化的重要依据，也是评价周围正常组织的剂量的依据。患者体内剂量分布的测量均是间接通过水体模内测量实现的。

3. 电子线的剂量分布　电子线一般用于皮肤表面或深度小于 5 cm 的体表肿瘤的照射，在宫颈癌出现体表单个淋巴结转移时，可以采用电子线进行照射。电子线具有剂量建成区、高剂量坪区、剂量跌落区、X 线污染区等四大区域，照射时应充分考虑。

第三节　宫颈癌放射治疗计划的设计与执行

三维适形和调强放射治疗的基本流程：

1. 细致的临床检查　明确诊断和分期。

2. 制定治疗方案　确定是否根治性放疗、姑息性放疗或综合治疗。

3. 体位固定及模拟定位　由医生、物理师和技师根据治疗方案和治疗部位选择和制作固定体模，做宫颈癌放疗的患者需要在模拟定位和每次放疗前排空大便和保持膀胱固定量充盈，应做到每次放疗时膀胱直肠的位置相对固定。通过 CT 扫描获取肿瘤及其周围器官组织的影像数据并上传至放射治疗计划系统(TPS)。

4. 影像学资料处理和勾画靶区　物理师将 CT 图像导入计划系统并保存图像后，对图像和数据进行初步处理，临床医生结合放疗前的影像资料勾画靶区，医师根据靶区范围和周围器官的限量确定治疗剂量，避免或者少照周围正常组织器官，部分患者可用 MRI 或 PET-CT 的图像进行融合以提高准确性，特殊情况下需要请妇产科医生、放射诊断科医生会诊确定照射靶区。最后由物理师勾画危及器官组织轮廓图。

5. 放疗计划设计、优化　医师完成放疗靶区和危及器官勾画后，为了避免肿瘤组织脱靶，给出合理的 PTV 范围，由物理师根据部位和治疗方案设计精确复杂的放疗计划。放疗计划设计完成后，医师需对放疗计划进行评估，然后和物理师共同完成放疗计划的优化直至满意为止，好的放疗计划能使肿瘤或术后靶区接受尽可能高的放疗剂量，最大限度杀灭肿瘤并保护正常组织，使正常组织接受到尽可能低的放疗剂量，避免正常组织受到不必要的损伤，从而保护周围危及器官组织的功能和提高患者生活质量(图 7－5)。

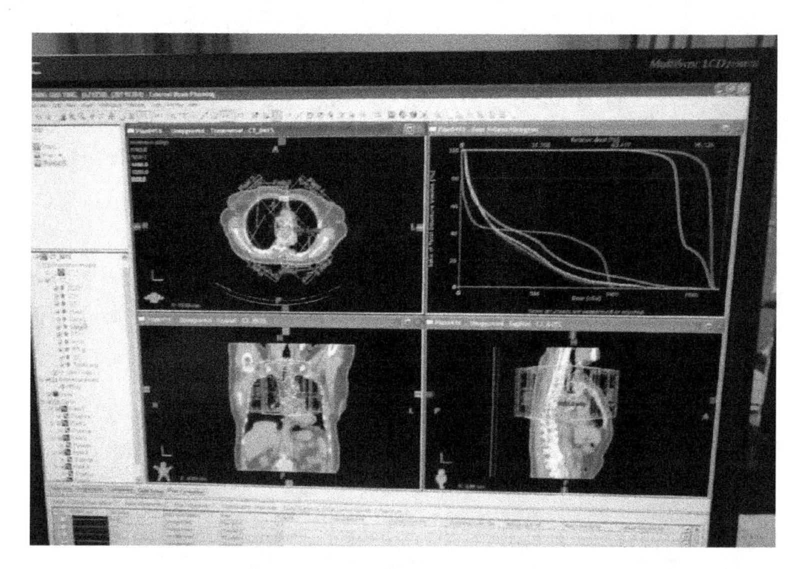

图 7－5　放疗计划的设计和优化

6. 放疗计划的验证　设计好的放疗计划，治疗前还需要对照射位置和照射剂量进行验证。在治疗计划执行过程中，患者的摆位和射野挡块的位置都可能存在误差，位置验证的目的是保证照射部位没有脱靶(或部分脱靶)。通过拍摄射野证实片、EPID 影像、CT 片等，与 X 线模拟定位片或 CT 重建图像(DRR)进行比较，测量两者间的误差，必须保证误差不能超出计划范围。剂量验证主要通过模体进行，通过对模体点和截面绝对剂量、相对剂量的测量，与治疗计划进行比较，验证患者的照射方案是否与计划方案完全符合(图 7－6)。

7. 放疗计划实施　放射治疗主要由技术员完成，在治疗前需要仔细核对病人信息和放疗计划，所有准备工作完成后，才能开始执行放射治疗计划。放射治疗开始前需要由两位以上的技师或物理师在操作室完成参数核对，然后按照三维激光系统核对定位标志完成摆位，为了避免周围正常组织的损伤，需根据放疗计划做好铅块及楔形板的放置，再一次向患者交代清楚放疗过程中的注意事项，最后关闭铅门。第一次放疗时，为了保证放疗位置的准确，需要物理师、医生、技术员一起，准确确定病人的体位、体膜位置和放疗部位。治疗过程中技师需仔细观察机房内情况，一旦病人发出求助信息或体位明显移动时，放射治疗计划应及时停止，询问病人有何不适并及时处理，或纠正后再执行剩余照射计划。放疗过程中应注意连续性，尽量不要中断(图 7－7)。

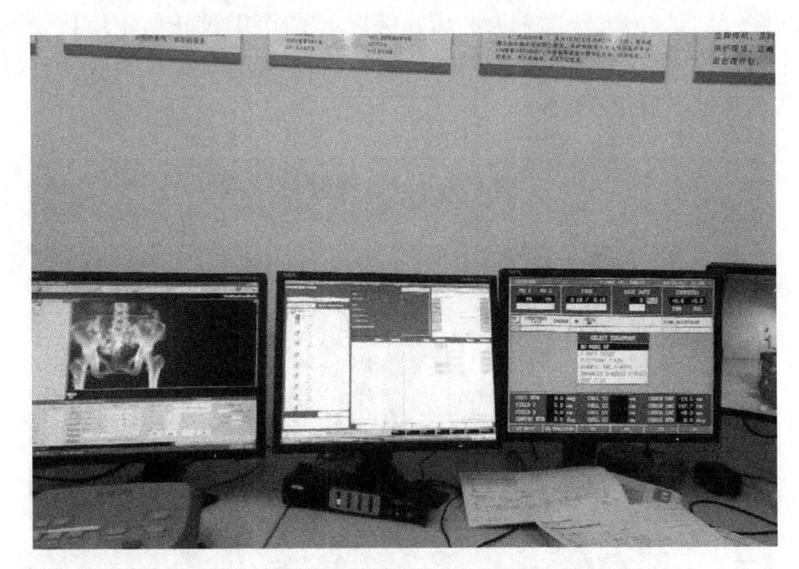

图 7-6 放疗计划的验证

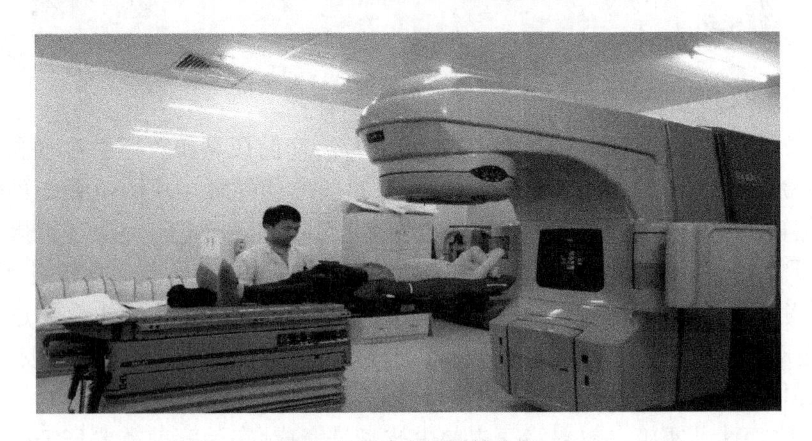

图 7-7 放疗计划的执行

第四节 恶性肿瘤的放射治疗生物学

一、电离辐射对生物体的作用

1. 放射生物学的概念 主要研究放射线对生物体的作用,确认放射线对肿瘤及正常组织的作用机制及生物体的反应过程。

2. 辐射生物效应的时间标尺 即电离辐射对生物体发生不同生物效应的时

间、顺序和变化过程。放射治疗产生的电离辐射的基本变化过程包括：物理阶段、化学阶段、生物阶段三个阶段。(1) 物理阶段主要指电离辐射照射生物体后，生物体吸收的电子与生物体本身的原子进行作用的阶段，这个阶段时间很短。(2) 化学阶段指生物体受损伤的原子与分子与生物体其他组织细胞成分发生化学反应的阶段，这一阶段时间较物理阶段稍长，其主要变化是化学键的断裂和自由基的形成。(3) 生物阶段包括化学阶段后继发的所有反应阶段，包括残存化学损伤的酶反应、DNA 损伤的修复、细胞死亡等过程，这一阶段时间很长，甚至长达多年。

3. 电离辐射对 DNA 损伤的作用形式

(1) 直接作用：任何形式的电离辐射，被生物体吸收以后，在生物体内都会直接与细胞 DNA 产生作用，导致 DNA 出现多阶段多步骤的生物变化称为直接作用。

(2) 间接作用：由电离辐射产生的自由基与细胞内其他原子或分子相互作用，自由基扩散足够远以后，损伤关键靶 DNA，称为间接作用。

二、电离辐射的细胞效应

1. DNA 的损伤和修复　有研究证明，DNA 是电离辐射引起的一系列生物效应的关键靶，细胞受放射线照射时，如果出现 DNA 的单链断裂，一般可以很快修复；如果出现 DNA 双链断裂，则不能被修复，出现 DNA 的关键损伤，两个双链断裂可以导致细胞死亡、突变和致癌作用。

细胞受射线照射后，其双链断裂的数量与照射剂量呈线性关系，其修复过程分同源重组和非同源重组。在临床实践中，还存在着自由基的间接作用，还会存在碱基损伤和双链断裂的多重复合损伤，因此，一个双链断裂就可能同时出现碱基损伤和遗传信息的丢失。

2. 细胞的死亡　细胞的死亡是细胞受电离辐射后 DNA 双链断裂，造成细胞的遗传物质和 DNA 的不可逆损伤导致的。一般来说，处于分裂期的细胞，DNA 双链分开，处于复制状态，其损失被修复可能性较小，更容易出现细胞死亡，因此对放射线较为敏感。而那些不分裂的细胞，DNA 损伤修复的可能性大，细胞死亡的可能性较小，因此对放射线不敏感。

细胞死亡一般发生在细胞分裂周期的两个不同阶段，分别发生在分裂间期和有丝分裂期，死亡可在细胞分裂的多个周期发生。

充分的证据提示，细胞核是电离辐射的敏感部位，DNA 是电离辐射引起细胞死亡的关键靶。而在淋巴细胞受电离辐射时加速细胞的凋亡也可能是引起细胞死亡的原因之一，大部分肿瘤细胞，受到放射线照射后，由于 DNA 双链的损伤后不易修复，其细胞失去了再繁殖的完整性，也就是失去了再繁殖完整性，这也是放射线治愈肿瘤的主要依据。因此，控制克隆源性细胞的存活比例对于控制肿瘤非常重要，也是照射剂量的依据之一。

3. 细胞存活曲线　放射生物学规定，细胞受放射线照射是否具有无限增殖的能力，是鉴别细胞是否存活的唯一标准。细胞存活曲线是指放射线照射剂量与存活细胞之间关系的一种曲线，主要用于评估电离辐射对动物细胞繁殖能力的影响，具有重要的临床意义。

细胞存活的意义在于：

(1) 推测肿瘤治疗疗效。

(2) 提示临床必须重视根除具有无限增殖能力的细胞，确保治疗效果。

细胞存活曲线分别呈指数形状和非指数形状，对于致密电离辐射(如中子、质子等粒子)，其存活曲线用数学模型分析后，在半对数坐标上为一条直线，是指数型，平均致死量 D_0(斜率的倒数)是其唯一参数。而对于 X 线等稀疏电离辐射而言，在半对数坐标系中，细胞存活曲线在其起始部位有一初始斜率，随后逐渐弯曲，在高剂量照射时，其存活曲线又趋于直线。

4. 细胞周期与放射敏感性　每两次有效的细胞分裂之间的时间，称为细胞周期时间(图 7－8)。

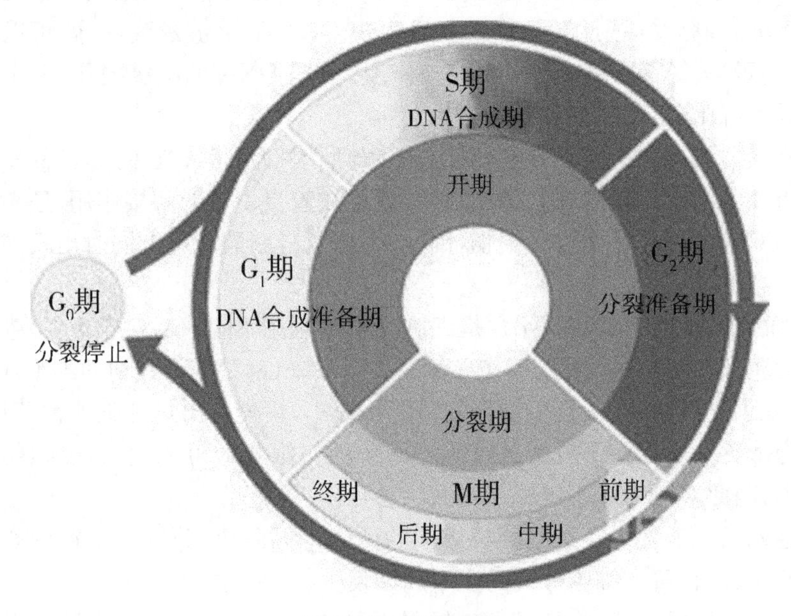

图 7－8　细胞周期

不同时相细胞放射敏感性是不断变化的，不同细胞时相的放射敏感性存在明显差异：

(1) 细胞处于有丝分裂期或近有丝分裂期时对放射线最敏感。

（2）如 G_1 期较长，则 G_1 早期到 G_1 末期其敏感性渐渐增加。

（3）G_2 期细胞对放射线较敏感，敏感性与 M 期相似。

放射线对细胞周期中不同时相具有不同效应的现象对肿瘤放射治疗具有重要意义，在宫颈癌的放射治疗过程中，我们对放射剂量进行合理分割，接近有丝分裂或有丝分裂的细胞更容易死亡或损伤，另外还有小部分处于 DNA 合成期的细胞对放射线也同样敏感，留下部分处于放射耐受时相的细胞，导致每次照射之后肿瘤细胞均处于同步化。照射间隔期，部分放射耐受细胞进入放射敏感期，从而为下一次治疗提供帮助。

三、电离辐射对肿瘤组织的作用

1. 细胞增殖的动力学　在宫颈癌组织中，肿瘤内的恶性细胞可以分为四个动力学层次：

（1）增殖细胞，主要由活跃分裂细胞组成，肿瘤的生长主要由增殖细胞分裂引起，这一细胞比例大，肿瘤生长迅速。

（2）静止细胞，主要由 G_0 期细胞组成，这一群体细胞可以再次进入分裂期，是肿瘤复发的根源，务必清除。

（3）终末分化细胞，这些细胞已经不再具有分裂能力，终末分化细胞占比较大时，尽管肿瘤较大，但其威胁较小。

（4）死亡细胞或正在死亡细胞，主要由于血液供应不足引起肿瘤坏死的细胞组成。

肿瘤组织内，细胞层次的变化是不断发生的，在治疗期间，静止细胞可以转化为增殖细胞，增殖细胞也可以转化为静止细胞，其变化的程度与治疗是否有效密切相关。

2. 肿瘤生长速度　肿瘤患者转移和复发主要与肿瘤生长速度有关，其影响指标主要有以下几点：

（1）肿瘤体积倍增时间，是描述肿瘤生长速度的主要指标，由细胞周期时间、生长比例、细胞丢失率等三因素决定，如果肿瘤周期时间短，生长比例高，细胞丢失率低，那么肿瘤生长速度就快。

（2）潜在倍增时间，描述肿瘤生长速度的指标，它是假设无细胞丢失的情况下，肿瘤细胞群体增加一倍所需要的时间，取决于肿瘤细胞周期时间和生长比例。

（3）细胞丢失因子，反映肿瘤细胞丢失的情况。肿瘤的生长是呈指数性生长的，但是由于细胞丢失和去周期化的存在，肿瘤生长的倍增时间通常长于细胞周期时间，导致肿瘤的生长为非指数的。

3. 肿瘤放射治疗中与放射生物学有关的主要结论

(1) 肿瘤体积效应,由于大肿瘤需要杀灭的可无限增殖的克隆源细胞较多,而放射治疗杀灭肿瘤为指数的,因此大肿瘤比小肿瘤难治。

(2) 在群体化加速,由于克隆源性细胞是指数杀灭,在放射治疗过程中,肿瘤体积缩小后,再次出现加速生长的现象,主要是由于肿瘤缩小速度不能反映克隆源细胞的存活比例。

(3) 瘤床效应,由于电离辐射对照射部位间质和血管的损伤,放射治疗后复发的肿瘤的生长速度往往比未接受治疗的肿瘤减慢的现象。

(4) 乏氧和再氧合,绝大部分肿瘤都存在不同氧合水平的克隆源细胞,而相对乏氧细胞对放射线的敏感性差。

四、宫颈周围正常组织及器官的放射效应

放射损伤存在多种模式,大多数上皮性早反应组织最多见的模式是结构等级制模式,这种模式的组织损伤与照射剂量无关,在这种组织中,干细胞群、扩增细胞群以及功能细胞群之间存在明显细胞层次,分别为干细胞层次、成熟细胞层次、功能细胞层次。灵活模式与照射剂量密切相关,无明确细胞分化层次和严格细胞等级制。还有居于二者之间的混合模式,其细胞损伤与放射剂量和细胞层次均有一定关系。

五、放射损伤的分类

放射治疗学将肿瘤周围正常组织分为早反应组织和晚反应组织,两者的主要区别是放射损伤出现的时间不同,大多数组织属于早反应组织,其放射损伤主要表现为急性反应,出现时间早,通过同源干细胞增殖、分化补充损伤细胞。只有少数组织属于慢反应组织,放射损伤出现时间较晚,损伤修复较慢,周围干细胞增殖分化较少,主要通过功能细胞复制补充,以纤维结缔组织增生为主,易形成纤维化,易引起器官功能的丧失。

六、加速再增殖理论

在临床实践中,我们可以观察到这样一种现象:放疗计划执行过程中,因各种原因暂停放疗一段时间后,再次完成放疗计划时,其疗效较连续完成放疗计划差;头颈部肿瘤如果放疗时间延长,其疗效愈差;单纯放疗的头颈部肿瘤患者,在剂量达到 40 Gy 后,口腔黏膜反应会明显减轻,这些均提示肿瘤细胞或正常组织在经受射线的照射后,不但可引起细胞群的再增殖,在一定的剂量照射后还可能存在细胞

群加速再增殖。临床实践中我们观察到，加速再增殖在外科、化疗等治疗方式时很少出现甚至没有。一项关于头颈部肿瘤的研究表明：放疗前与放疗中肿瘤倍增时间存在明显差异，分别为60天和4天，这种差异无法以肿瘤再增殖理论解释，说明肿瘤接受放射线治疗后发生了加速再增殖。不同组织加速再增殖的开始时间存在明显差异，经过一段时间射线治疗后，组织细胞已经接受一定量的损伤刺激，正常组织和肿瘤可能出现三种变化：干细胞加速分裂、不对称丢失、流产分裂，这三种变化相互影响，使组织产生加速再增殖。

七、正常组织放射敏感性

放射敏感性与器官或组织对辐射反应的强弱或快慢差异有关，在外界条件完全严格一致时，敏感性高的组织或器官对射线的反应强、速度快，反之则低。从细胞放射生物学角度来看，敏感性高的组织或器官造成一次击中所需的辐射量小，反之则高。

临床实践中根据放射敏感性高低可将全身组织分为四类，分别为高度敏感、中度敏感、低度敏感和不敏感组织。其剂量范围分别为：1 000～2 000 cGy、2 000～4 500 cGy、5 000～7 000 cGy、7 500 cGy 以上。高度敏感组织达到一次击中所需剂量小，主要包括各种生殖腺，如卵巢、睾丸，发育中的乳腺等，其次生长中的骨和软骨，骨髓对射线的敏感性也较高。中度敏感组织达到一次击中所需剂量稍高，主要包括胃、小肠、结肠等，以及肾、肺、肝、甲状腺、垂体、生长中的肌肉、淋巴结等。低度敏感组织剂量达到500 cGy 以上，主要包括神经系统和皮肤黏膜等，另外还包括食管、直肠、唾液腺、胰腺、膀胱、成熟的骨和软骨、眼、耳、肾上腺等。不敏感组织所需剂量非常高，常规剂量放疗对这些组织损伤很小，主要包括输尿管、子宫、成人乳腺、成人肌肉、血液、胆道、关节软骨和周围神经等，另外肺尖可耐受6 000～9 000 cGy 的剂量，也可归为不敏感组织。宫颈癌放疗时其周围正常组织中的生殖腺、骨髓属高度敏感组织，结肠等属中度敏感组织，皮肤、直肠、骨等属低度敏感组织，而子宫、输尿管、肌肉属不敏感组织。

影响组织放射敏感性的几个放射生物学因素包括：再增殖和加速再增殖、氧效应（再氧化）、再修复、细胞周期再群体化等。

八、放射线对正常组织的影响

放射线生物损伤的机理：放射线作用于组织细胞群后产生大量快速运动的电子，通过电离作用使分子的化学键断裂，在物理、化学和生物反应作用下产生生物损伤。

放射线引起的生物损伤在微观上表现为细胞内结构和成分的改变，直至细胞死亡;宏观上表现为组织器官功能暂时或永久的丧失。

不同类型细胞的死亡表现不同,对于神经细胞、肌肉细胞、分泌细胞等,由于其已经失去再增殖能力,表现为细胞功能的丧失。对于那些具有持续增殖能力的细胞,主要指增殖能力的丧失。

基于放射引起的损伤将器官分为三类:Ⅰ类器官多为人体的重要器官,易引起放射性损伤且后果严重甚至威胁生命,包括骨髓、肝、胃、小肠、脑、脊髓、心脏、肺、肾和胎儿等,设计放疗计划时应尽量少照射或不照射。Ⅱ类器官多指一些能耐受较大剂量的器官,损伤后可能造成器官功能障碍,对生命影响较小,包括皮肤、口腔、咽部、食管、直肠、唾液腺、膀胱、子宫、睾丸、卵巢、生长期软骨、儿童骨、成人软骨、成人骨、视网膜、角膜、晶体、甲状腺、肾上腺、垂体、周围神经、中耳、内耳等,设计放疗计划时可尽量减少该类器官的剂量。Ⅲ类器官多指那些能耐受很高剂量的组织和器官,该类组织较肿瘤能承受更高剂量照射,主要包括肌肉、淋巴结和淋巴管、大动静脉、关节软骨、子宫、阴道、乳腺等,设计放疗计划时尽量给予肿瘤的致死量,基本可以不用考虑该类器官的损伤。

九、正常组织器官的耐受量

一般指接受放射治疗时组织器官产生的病人可承受的并发症的剂量,按照放疗后5年发生并发症的概率分为最小耐受剂量和最大耐受剂量。最小耐受量(TD5/5)是指按照确定的标准条件,放射治疗后5年内发生放疗并发症几率不超过5%(通常为1%~5%)时所能接受的放射剂量。最大耐受量(TD50/5)是指按照确定的标准治疗条件,放射治疗后5年内发生放射并发症的概率不超过50%(通常为25%~30%)所能接受的放射剂量。

十、剂量体积与放射耐受量

正常组织器官接受放射线照射的体积和剂量大小与放射损伤密切相关,接受照射的体积大,器官的耐受量就小,反之则相反。正常组织放射并发症的发生概率(NTCP)与组织器官的放射性损伤类型有关,Ⅰ类器官的NTCP较大,而Ⅲ类器官的NTCP较小,照射体积或剂量较大时,各器官的"功能元单位"受损的机会较大。按照"功能元单位"受损后对器官的影响将全身器官分为四种类型。

1. 串联器官　脊髓、脑干、视神经等器官的功能元单位是"串行"连接的,只要一个单位损伤即会导致整个组织器官的功能障碍,这类器官的损伤与照射体积无关,而与全结构中最大剂量有关。

2. 并联器官　肝脏、肺脏、腮腺、颞叶等器官的功能元单位"并行"相连,该类器官的放射损伤与某一功能单位的损伤关系不大,而与全器官中受损的功能单位数量多少有关，即与全器官的平均剂量水平和全器官的受照射体积有关。

3. 串并联器官　心脏中包含有串联和并联的功能单位，两者互相影响，只要一种功能单位损伤就会影响另一种功能单位。在心脏的结构中，包含有心肌和冠脉两个系统，其中心肌系统属并联结构，冠脉系统属串联结构，两者在功能上相互影响，只要任一结构损伤都可能导致另一结构的继发性损伤，引起心脏功能衰竭。

4. 混合器官　肾脏中同时存在串联和并联两种功能单位，和心脏等串并联器官相似，但一种结构的损伤并不影响另一种结构，彼此之间相对独立。在肾脏中，肾单位等并联结构的损伤并不影响肾集合管串联结构。

十一、放疗剂量及分割方式与正常组织的放射损伤

放射损伤与放射总剂量和单次分割剂量相关，正常组织的急性反应与放射总剂量密切相关，随着放射治疗的进行，放疗的总剂量逐渐增加，出现急性放射损伤的几率越大，放射损伤的程度也随着放疗剂量增加而增加，总剂量达到一定时，慢性损伤的概率也逐渐增加。而正常组织的晚反应组织的晚期放射损伤却与单次分割剂量密切相关，单次分割剂量越大，出现严重晚反应组织的晚期损伤的概率越大。在临床实践中，单次分割剂量一般不超过 2.5 Gy，多以 1.8～2.0 Gy 为主，单次分割剂量一旦超过 2.5 Gy，出现放射晚期损伤的机会明显增加。

十二、照射体积与正常组织的放射损伤

既往放疗评价各器官将来是否出现并发症，主要采用组织器官接受的剂量进行评价，但这种评价方法略显粗糙，忽视了照射体积对放疗并发症的影响，不能达到精准评价。近年来的研究逐渐重视体积因素对放疗并发症的影响，通过引入剂量体积直方图(dose volume histograms, DVHs)，实现了评价整体和局部损伤与剂量的关系。剂量体积直方图能准确评判剂量和体积的变化局部组织器官出现损伤的可能性大小。

十三、放射反应与放射损伤

正常组织器官受到放射线照射后，当达到一定剂量和时间时，可以出现组织器官的损伤或炎症，称为放射性损伤或炎症。放射性损伤(炎症)是逐渐发生的，开始仅表现为毛细血管扩张和通透性增加，逐渐出现临床症状，表现为放射性炎症(损伤)。放射性炎症(损伤)在不同器官有时表现不同，有时表现相同，无明显特异性。我们临床上常见的放射性皮炎、放射肺炎、放射性肝炎等都是典型的放射性损伤。按照组织器官出现放射性损伤的时间早晚，可将放射效应分为三种：急性反应主要

指放疗过程中和放疗结束后6个月内发生的放射反应，一般放疗开始至结束3个月内发生的放射反应为放疗中放射反应，不同个体、不同剂量和条件下发生的急性放射反应不同，急性早期效应的损伤程度取决于组织的增殖快慢，增殖快的组织损伤相对较小，反之则相反。放疗结束后6～12个月发生的放射反应称为亚急性反应；发生在放疗结束后一年的放射反应称为晚反应。晚反应主要与给予的剂量有关，与细胞更新快慢无关。美国放射治疗肿瘤协作组/欧洲癌症研究与治疗组织(RTOG/EORTC)将晚期放射并发症的观察时间定义为放射治疗结束第90天后，与上述关于放射反应的分类有所不同，晚反应组织实质细胞耗竭后因增殖能力弱无力再生导致纤维化，是成纤维细胞直接作用的结果，与成纤维细胞的内在敏感性、血管损伤、成纤维细胞激活、产物过度和胶原降解下降等密切相关。

急性反应和晚反应的关系：急性反应和晚反应的发生机制不同，急性反应是由增殖细胞的加速再增殖形成的，而晚反应由成纤维组织的激活并作用的结果，二者并非同一事件的不同阶段，其存活曲线明显不同，也非序贯发生，有可能在早反应发生的同时就出现了晚反应。

放射反应和放射损伤的区别：放射反应和放射损伤是放疗对正常组织伤害的结果，其对病人的影响是不同的。放射反应对病人的影响小，不危及生命，其发生是允许的；而放射损伤对病人的影响大，甚至威胁生命，应尽可能避免其发生。为了控制或治愈肿瘤，有时候必须造成一定的损伤，在不影响病人功能或可补救的情况下，仍应该给予积极治疗。

第五节　子宫恶性肿瘤放射治疗的方法学

一、子宫恶性肿瘤放射治疗的类型

1. 根治性放射治疗　应该符合以下条件：一般状况好，无远处转移，根治放射治疗应包括宫颈原发灶及淋巴结引流区。

2. 姑息性放射治疗　针对一些病情晚，临床不能治愈的病人，为了减轻痛苦，缓解症状，延长生存期。根据姑息放疗的剂量高低，临床上又可分为高姑息性放射治疗和低姑息性放射治疗。高姑息性放疗主要针对肿瘤较广，而患者身体状况较好的病人；低姑息性放疗主要针对一般状况较差的病人，以达到缓解症状、减轻痛苦的目的。

3. 术前放射治疗　主要为了提高手术切除率，通过抑制肿瘤细胞活性和杀灭肿瘤细胞达到缩小肿瘤的目的，便于手术顺利进行；同时控制肿瘤周围微小病灶和淋巴结转移，减少术中肿瘤细胞种植和扩散，提高手术根治效果。主要针对那些瘤体较大，手术切除有困难的病例。术前放射治疗的剂量一般为中等剂量，即 3～4 周为 30～40 Gy，手术时间一般在放疗结束后 2～4 周，此时急性放射反应已经消失，而慢性放射反应还没有发生。

4. 术中放射治疗　手术中一次性给予大剂量照射，可以大大缩短整个放疗的疗程。其优点是直视下照射，视野暴露充分，且可保护周围正常组织。其缺点是决定最适合的剂量比较困难，缺少分次放疗的生物学优势。

5. 术后放射治疗　主要根据术中和术后情况而定，术中如肿瘤因粘连不易切除或未根治性切除；术后病理提示切缘阳性和淋巴结阳性，以及脉管神经侵犯的病人，均应给予术后根治性放疗，有时给予同步化疗。术后放疗最好在术后 1 个月进行。

二、子宫恶性肿瘤放射治疗技术的方法

1. 远距离放射治疗　一般我们又称为外照射，外照射一般以高能射线为主，剂量建成区较大，深部组织剂量较高，通过多野照射，肿瘤靶区放疗剂量均匀，目前宫颈癌放疗多以外照射为主，必要时内照射补量。指放射源发出的射线通过体外某一固定距离，通过人体正常组织及器官照射到宫颈癌变组织的放射治疗方式。外照射有两种治疗方式，分别为固定源皮距治疗技术和等中心治疗技术。固定源皮距治疗技术，分为钴-60 机器和直线加速器两种，钴-60 机器放射线从距离人体 75 cm 处，而直线加速器指放射线距离人体 100 cm 处发出照射肿瘤。这种技术，放射源与皮肤的距离固定，而肿瘤或靶区中心点在放射源与皮肤入射点的延长线上，机架转动时治疗床需要相应移动以保证肿瘤中心在照射野中心轴上。该种技术定位简便，摆位方便，但误差大，精度差，尤其对于皮肤松弛的肥胖病人，误差更大。这种治疗方法，摆位的时候繁琐，每治疗完成一个治疗野后，需要重复改变体位或治疗床，大大延长了治疗时间，极不方便。该技术一般用于比较简单的照射野照射，如宫颈癌淋巴结转移、骨转移时的照射。等中心放射治疗技术，一般将治疗的中心置于肿瘤或靶区中心上，无论机架如何转动，中心轴始终正对靶心。该技术的要点主要是务必确保照射中心点与靶区中心点重合，否则容易造成误差或脱靶。等中心照射时只要一个体位，只需摆位一次，病变部位始终处于等中心点处，病人无需变换体位。治疗的时间大大缩短，明显提高治疗效率，且摆位误差小，精确度高，剂量分布好。现在宫颈癌的外照射一般都采用等中心照射。

2. 三维适形放疗技术　三维适形放疗技术是等中心放疗技术与计算机相结合发展起来的一种新的治疗技术，利用影像资料进行三维重建，立体观察肿瘤与人体的结构，多个方向设计照射野，通过多野光栅技术，尽可能使肿瘤靶区剂量均匀而周围组织受量较小，高剂量分布区的形状在前后、左右、上下三维方向上与肿瘤

形状一致，是一种高精度的放射治疗技术。肿瘤放疗的最高境界是尽可能照射肿瘤而不照射正常组织，伴随着计算机技术和影像技术的发展，肿瘤及其周围正常组织的虚拟三维影像重建技术日渐成熟。在传统的外放射治疗过程中，我们所行的放射治疗无法提前进行有效的验证，我们无法知道受照射靶区的剂量分布是否能达到预期的效果。在与计算机结合的三维适形放疗系统中，我们可以在病人影像图像上通过计算出剂量分布的真实情况，提前对照射效果进行适当的评价和优化。这样就提高了整个放疗计划实施过程中的精确性，最大限度地照射肿瘤，最大限度地保护肿瘤周围的正常组织及器官。

3. 三维适形调强放射治疗技术　宫颈癌三维适形调强放射治疗技术是三维适形放疗技术的进一步发展，其特点是照射野的形状与病变（靶区）的形状一致，每一照射野内每一点的剂量都能按要求调整，因此照射剂量分布也应该与靶区一致，称为适形调强放疗（intensity modulated radiation therapy，IMRT），目前已是放射治疗技术的主流。早在 20 世纪 70 年代就出现了适形调强的概念，但是由于早期的多叶光栅叶片少而且厚，适形性很差，且多靠手动去调节，多数情况下只能做固定适形照射，后来随着计算机技术进步和多叶光栅叶片的改善，调强适形放疗技术进入了一个快速发展的时期。理想的放疗技术应该是肿瘤病灶内剂量最高，而病灶周围正常组织尽量不受或少受照射。调强适形放射治疗就是一种非常理想的放射治疗技术，它应用多野等中心照射技术，每个照射野分为许多小的子野，每个子野的照射强度是不相同的，其靶区剂量比三维适形放疗适形性更好，特别对于那些具有不规则形放疗靶区或放疗靶区附近组织器官需要重点保护时，具有更好的优势。从理论上看，如果设置更多的照射野，调强就会越精，剂量适形更好。放疗就和打靶相似，目标要明确，准确瞄准才能取得好效果。所以，国际放射单位与测量委员会（ICRU）先后在 50 号和 62 号报告确定了肿瘤靶区（GTV）、临床靶区（CTV）、计划靶区（PTV）及危及器官（OAR）的概念，使得调强适形治疗靶区更加规范化。调强适形放射治疗是非常严格、规范的过程。其放疗过程和三维适形放疗一样，明确诊断和综合评估患者是第一步。定位前要事先做好准备工作，包括制作体位固定装置，盆腔常采用真空体模或热塑体模，为无创固定技术。患者固定后应在 CT 模拟机上按照一定的层厚进行定位扫描，采集的图像资料通过网络传输到工作站，在 TPS 计划系统中调出 CT 图像并建立坐标系，由放疗科医生逐层勾画放疗靶区和周围危及器官，医师下处方医嘱后由物理师设计放射治疗计划。和三维适形放疗不同，调强适形放射治疗一般采用逆向设计治疗计划，先设计众多子野或笔束野组成放疗照射野，然后通过多叶光栅、物理补偿器等调节每个子野或笔形束的照射强度。放疗计划设计完成还要进行优化和评价，选出最优方案。随后通过位置验证和剂量验证确定无误后，由技术员进行摆位并实施精确治疗。

第八章　子宫恶性肿瘤的内科学基础

恶性肿瘤的内科治疗主要以药物和生物技术等手段治疗肿瘤，是肿瘤治疗的主要手段之一，其应用领域广泛，包括细胞毒药物、内分泌药物、生物和免疫制剂、基因等治疗，还包括姑息治疗、药物不良反应处理和预防等。在子宫恶性肿瘤中，宫颈癌疫苗及针对子宫体癌的内分泌治疗均已经提高到重要的地位。

第一节　恶性肿瘤的内科治疗原则

一、恶性肿瘤内科治疗的疗效水平

随着肿瘤内科学的不断发展，新的药物不断应用于临床，药物治疗在综合治疗中的地位不断提高，目前可以根据疗效分为如下几个大类。

1. 部分经化疗可获治愈的肿瘤　绒毛膜上皮细胞癌、急性淋巴细胞性白血病、霍奇金病、非洲儿童淋巴瘤、睾丸癌、卵巢癌、肾母细胞瘤、尤文氏瘤、胚胎性横纹肌肉瘤。

2. 化疗能够提高手术及放射治疗疗效的肿瘤　结直肠癌、骨及软组织肉瘤、乳腺癌、宫颈癌及子宫内膜癌等。

3. 化疗能延长生存期的肿瘤　乳腺癌、慢性粒细胞性白血病、多发性骨髓瘤、部分小细胞肺癌、少数软组织肉瘤、胃癌、恶性胰岛细胞瘤、髓母细胞瘤、神经母细胞瘤、前列腺癌、子宫内膜癌、头颈部鳞癌、非小细胞肺癌、大肠癌。

4. 化疗对部分病人有效，但不能延长生存期的肿瘤　膀胱癌、宫颈癌、类癌、恶性黑色素瘤、甲状腺癌、肝癌、胰腺癌、阴茎癌。

二、恶性肿瘤的内科治疗适应证

1. 根治性治疗　主要指一些血液系统肿瘤、淋巴瘤及部分生殖细胞肿瘤，部分可以通过药物治疗根治。在子宫恶性肿瘤的内科治疗中，目前还不能达到根治。

2. 姑息性治疗　对于药物无法根治的部分晚期恶性肿瘤，内科治疗可以达到延长生存期和提高生活质量。对于大部分晚期恶性子宫肿瘤患者，姑息性治疗是我们常用的治疗方法。

3. 新辅助治疗　主要指在手术前或放疗前进行化疗、内分泌治疗、靶向治疗，达到缩小肿瘤病灶，减轻手术难度及并发症和提高放疗疗效的目的。部分中晚期恶性子宫肿瘤可以通过新辅助治疗达到降期的目的，从而为手术和放疗创造条件。

4. 辅助治疗　主要指手术或放疗后进行化疗、内分泌治疗、靶向治疗等，对于部分分期较晚的恶性子宫肿瘤，应在术后或放疗后进行辅助治疗，达到消灭肿瘤，降低复发的效果。

5. 同步放化疗　指放疗的同时进行化疗或内分泌、靶向治疗等，起到增敏的作用。在宫颈癌的治疗过程中，常常使用同步放化疗，达到提高放疗疗效，减少远处转移的目的。

6. 支持治疗　主要针对一些肿瘤化疗、内分泌治疗、靶向治疗过程中出现的不良反应进行预防和处理，对一些晚期肿瘤的相关并发症进行预防和处理以及镇痛、心理治疗、营养支持、中医中药治疗等。

第二节　恶性肿瘤内科治疗的合理用药

一、细胞增殖动力学

1. 细胞周期　是指细胞从一次分裂结束开始到下一次分裂结束所经历的全过程，分为前期与有丝分裂期两个阶段。其中有丝分裂前期包括：G_1 期(DNA 合成前期)、S 期(DNA 合成期)、G_2 期(DNA 合成后期)、M 期(有丝分裂期)。在细胞分裂的过程中部分细胞处于分裂周期中，部分细胞处于静止期(G_0 期)，由于 G_0 期细胞的存在，成为肿瘤耐药的主要原因之一。

2. 细胞动力学　在细胞增殖的过程中，只有部分细胞处于增殖周期，还有部分细胞处于静止期。在细胞群中，部分药物直接作用于细胞核内 DNA，影响整个细胞周期内 DNA 的复制，这类药物包括烷化剂、抗肿瘤抗生素、金属药物等，称为细胞周期非特异性药物；抗代谢类药物、植物药等药物只作用于细胞周期某一时相，称为细胞周期特异性药物。而 G_0 期细胞由于处于静止期，对所有化疗药物不敏感，在一个治疗周期内，如果静止期细胞进入增殖周期，则细胞复制重新启动，肿瘤增长加速，也是肿瘤耐药的主要原因之一。在恶性肿瘤的治疗中，一般都是周期非特异性药物与细胞周期特异性药物同时联合使用，这样可以降低药物毒性，提高正常组织的耐受性。在抗肿瘤药物的选择上，常常序贯使用较多。往往先以细胞周期非特异性药物最大限度杀灭肿瘤细胞，减轻肿瘤负荷，促使静止期细胞苏醒进入增殖周期，为细胞周期特异性药物创造条件。细胞周期特异性药物不但能够杀灭所处细胞周期的肿瘤细胞，还能够延缓肿瘤细胞周期的进程，受到阻滞后肿瘤细胞停留在某一时相。如内外条件改变，自爆周期阻滞解除，大部分肿瘤细胞将同步进入下一时相，再辅以此时相细胞周期特异性药物，就可以最大限度杀灭肿瘤细胞，这也是临床进行化疗方案组合时的主要原则之一(图 8 - 1)。

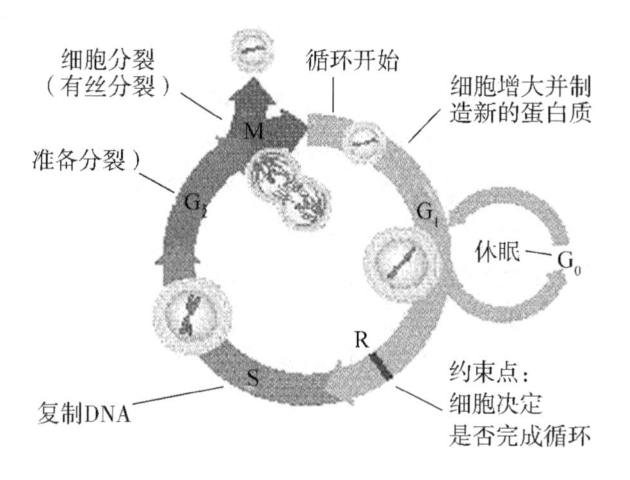

图 8 - 1　细胞的增殖与休眠

3. 增殖比例和倍增时间

(1) 增殖比例：处于增殖周期的肿瘤细胞数占肿瘤细胞总数的比例。

(2) 倍增时间：细胞总数或肿瘤体积增加一倍所需的时间。

在肿瘤发生发展的初期，增殖比例高的肿瘤细胞较多，肿瘤细胞数量和体积均增长较快，肿瘤细胞群呈指数式生长，肿瘤倍增时间短。随着肿瘤细胞数量和体积的增大，处于增殖周期的肿瘤细胞比例降低，其体积增加一倍所需时间增多，倍增时间逐渐延长。肿瘤细胞生长曲线见图 8 - 2 所示。

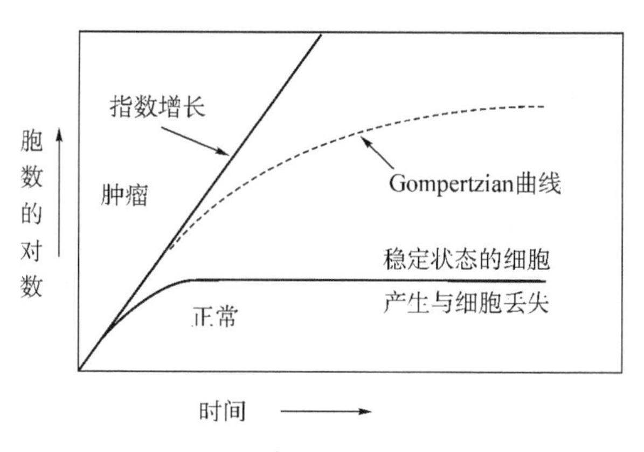

图 8 - 2　肿瘤细胞的生长曲线

绝大多数抗癌药物以“一级动力学”杀灭的规律杀灭肿瘤细胞，一定剂量的药物能够杀灭一定比率的肿瘤细胞。其疗效取决于药物敏感程度、剂量强度、给药周期和初始肿瘤负荷大小。因此在肿瘤药物治疗前，采用外科或其他方法减轻肿瘤负荷，不但能减少总的肿瘤负荷，还能降低肿瘤细胞耐药比例。在实际应用中，我们常以相对剂量强度来描述药物对人体的作用，对于大部分对化疗敏感的肿瘤细胞而言，相对剂量强度越高，疗效越好，但这种剂量提高是有巨大风险的，自体造血干细胞的出现使提高化疗相对强度成为可能。

4. 恶性肿瘤细胞的异质性　由于肿瘤细胞在遗传上具有不稳定性，因此肿瘤细胞的子代具有明显的异质性，其遗传物质的差异导致不同的肿瘤细胞在蛋白表达上出现明显差异。因此相同的药物或治疗方案在肿瘤的不同阶段、不同的人身上出现截然不同的治疗效果。这也是肿瘤治疗过程中出现耐药现象的主要原因。肿瘤细胞异质性主要是由其遗传的不稳定性导致的，因此在子代肿瘤细胞中，往往出现不同的癌基因的激活或抑癌基因的失活，并出现级联放大效应，逐渐处于增殖周期的恶性肿瘤细胞比例增高，肿瘤出现耐药。

5. 细胞凋亡对抗肿瘤治疗的影响　抗肿瘤药物对肿瘤细胞主要有两方面的作用：直接杀死肿瘤细胞，诱导肿瘤细胞程序性死亡加速，这种由抗肿瘤药物通过诱导肿瘤细胞程序性死亡基因改变并调节肿瘤细胞的程序性死亡，使肿瘤细胞的程序性死亡加速，从而达到抗肿瘤的目的，称为凋亡。

6. 给药途径的影响　药物在肿瘤内的浓度受很多因素影响，如肿瘤体积巨大、肿瘤缺少血供、肿瘤位于特殊部位，如颅内、睾丸肿瘤，因为血脑屏障、血生精小管屏障的存在，很难达到很高浓度。这时通过改变给药方式往往能够达到很好的效果，例如通过介入插入导管，使药物在肿瘤供血血管内直接释放，提高局部药物浓度。还有鞘内给药、胸膜腔内给药、腹腔内给药等。

7. 合理的给药方案、途径、间隔　由于药物作用于细胞周期的时相不同，对于细胞周期非特异性药物，其剂量时间曲线为直线，应一次性给予全部剂量，达到最大限度杀灭肿瘤的目的；而对于细胞周期特异性药物，由于其作用于某一特定时相，其剂量时间曲线为渐近线，达到一定剂量后疗效不再增加，而延长其给药时间，可以最大限度促使肿瘤细胞进入特定时相，达到杀灭肿瘤的目的。细胞毒性药物不但对肿瘤细胞产生作用，也对正常组织产生毒性，如骨髓抑制，需要一定时间来恢复，因此两次用药之间应给予合适的时间间隔。因为肿瘤细胞作用的时相性，细胞周期非特异性药物对不同时相细胞均有作用，因此应先给予一定剂量的细胞周期非特异性药物，达到减轻肿瘤负荷的目的，后给予细胞周期特异性药物，最大限度杀灭进入特定时相的肿瘤细胞。

8. 个性化给药　由于患者个人体质的不同，各器官功能状态均有差异，因此对于药物的选择应遵循个性化的原则。对于老人(≥70岁)和儿童,应适度降低细胞毒药物的剂量。对于存在肝肾功能不全的患者,应减少影响肝肾功能的药物剂量。对于一般状况差的患者,应该适度减量,以免因药物对正常组织的毒性,降低患者的生存期。

二、恶性肿瘤内科治疗的程序

由于恶性肿瘤的内科治疗多是使用药物治疗,包括细胞毒药物、内分泌治疗药物、分子靶向治疗药物等,这些药物往往多具有一定的不良反应,对人体有一定伤害,且使用不当会造成肿瘤细胞耐药,因此治疗前进行评估和制定合适方案就显得非常重要。在临床工作中,应按照如下程序进行:

1. 准确评估患者体能状况和肿瘤负荷大小　评估患者体能状况进行卡式或ECOG评分,合格者才能进行化疗,评估患者的心脏功能、肺功能及肝肾功能状况。通过病理或细胞学检查明确肿瘤病理,后根治病史、治疗情况、肿瘤负荷来选择治疗方案。

日常体能状态(PS)评估有两种方法,化疗时多采用Zubrod-ECOG-WHO(PS)评分标准,按照体能状况好坏分0～5分,子宫恶性肿瘤患者评分为0～1分时采用含铂双药化疗,1～2时推荐单药化疗,大于2不建议化疗,以姑息治疗为主。有时也采用Karnofosky评分标准,按照体能好坏分为100～0分,其中60分以上的患者推荐化疗,低于60分,建议采用姑息治疗(表8-1)。

表8-1　患者体力状况的评分与分级

Karnofosky	分值	级别	Zubrod-ECOG-WHO(PS)
正常,无症状及体征	100	0	正常活动
能进行正常活动,有轻微症状及体征	90	1	有症状,但几乎完全可自由活动
勉强可进行正常活动,有一些症状或体征	80		
生活可自理,但不能维持正常生活或工作	70	2	有时卧床,但白天卧床不超过50%
有时需人扶助,但大多数时间可自理	60		
常需人照应	50	3	需要卧床,卧床时间白天超过50%
生活不能自理,需特别照顾	40		
生活严重不能自理	30	4	卧床不起
病重,需住院积极支持治疗	20		
病危,临近死亡	10		
死亡	0	5	死亡

化疗是内科治疗的重要组成部分，由于化疗的患者大部分处于肿瘤晚期，因此治疗效果差；还有部分患者可能出现严重的胃肠道反应及骨髓抑制，易造成畏难情绪，因此还有很多患者家庭对化疗存在不小的误解。应引导患者和家属正确认识化疗在肿瘤治疗中的重要作用，及时开展有效的治疗，减少毒副作用。

2. 制定治疗方案　根据评估情况，明确治疗目的是根治还是姑息，制定方案前应明确患者的体能状况、肝肾功能、骨髓状况是否适合治疗，以及治疗后可能出现的严重并发症等，根据情况制定不同方案供患者及家属选择，并建议最佳治疗方案。

3. 告知患者及家属　方案制定好后应该及时与患者或家属进行沟通，向其交代不同治疗方案可能带来的不同治疗效果及不良反应，以及处理预案。了解患者家庭及经济状况，并签署治疗同意书。

4. 治疗方案的实施　填写治疗计划表和观察表，测量患者身高、体重并计算患者体表面积，根据体表面积及体能状况、年龄等计算化疗药物剂量，核定用药时间，开药物处方及用药医嘱。

5. 不良反应监测和处理　在治疗期间，应每周检查血常规 2～3 次，肝肾功能 1～2 次，必要时缩小检查时间间隔。如有心脏毒性药物或影响肺功能的药物，应定期复查心脏功能。对于粒细胞减少的处理应在治疗前 48 小时完成，治疗期间不应再次给予粒细胞集落刺激因子治疗。

6. 根据不良反应调整用药剂量或停止治疗　治疗过程中如果出现严重的不良反应，应及时给予处理。如紫杉类出现过敏反应，应及时抗过敏处理并停药，出现 4 度以上的骨髓抑制、3 度以上等额非血液学毒性均应该及时停药。对出现胃肠道穿孔、心功能不全、间质性肺炎等均应先停药，后给予手术治疗或强心及皮质激素等处理。

7. 及时评价疗效　辅助治疗一般不易评价疗效，而对于辅助治疗失败的患者，应及时更改方案。对于晚期肿瘤患者，其评价指标多样，包括肿瘤大小变化、肿瘤标志物升降、患者症状是否改善、生存期是否延长等。一般 2～3 周期治疗后评价疗效。对于姑息治疗者，只要病情无明显进展，就可维持原方案治疗。对于可治愈的肿瘤，应在准确评估后确定是否维持原方案。

8. 治疗停止　辅助治疗患者，达到一定方案后应该停止继续治疗改为定期复查进行观察。对于部分姑息化疗患者，目前主张进行一定周期治疗后暂时终止治疗，部分病人可以进行单药或靶向维持治疗并定期复查观察。有部分患者身体状况不允许继续治疗，可以停药一段时间，待患者身体恢复以后再次治疗。对于治疗后病情无明显缓解者，如无好的治疗方案，姑息治疗也是一种合适的治疗选择。

9. 随访　不管是辅助治疗还是姑息治疗，定期随访是肿瘤治疗过程中非常重要的阶段，随访可以提醒病人定期复查，更早地发现肿瘤复发情况。

10. 对医师的要求　肿瘤内科医师不但要有肿瘤内科专业知识，还需要对肿瘤放射治疗及手术治疗有一定的了解。肿瘤治疗是综合治疗，不但有化疗、内分泌治疗、分子靶向治疗等，还有心理治疗、姑息治疗、营养支持治疗以及临终关怀等。肿瘤医师不但要直接面对病人，还要面对病人家属，需要有一定的沟通技能。

第三节　抗恶性肿瘤细胞毒药物的药理基础

一、细胞毒性药物的作用机制和分类

目前各类抗肿瘤药物已达百余种，包括细胞毒药物、生物制剂、分子靶向药物、中药、止吐药、镇痛药、抑制骨破坏的药物和各种支持用药，其中细胞毒药物目前在肿瘤内科的治疗中起着主要作用，但分子靶向治疗和免疫治疗的应用范围也越来越广，大有取代细胞毒药物的趋势。

细胞毒药物的分类方法有多种，分别根据其来源和作用机制进行分类。

1. 按照其来源分类法

(1) 烷化剂：氮芥(HN2)、环磷酰胺(CTX)、异环磷酰胺(IFO)、本丁酸氮芥(CB1348)、塞替派(TSPA)、环已亚硝脲(CCNU)、甲环亚硝脲(MeCCNU)、卡氮芥(BCNU)。

(2) 抗代谢类药物：甲氨蝶呤(MTX)、氟尿嘧啶(5-FU)、阿糖胞苷(Ara-C)、双氟胞苷(Gemcitabine)、6-巯基嘌呤(6MP)。

(3) 抗癌抗生素：放线菌素 D(ACTD)、丝裂霉素(MMC)、阿霉素(ADM)、表阿霉素(EPI)、吡喃阿霉素(THP)、博来霉素(BLM)

(4) 植物类药物：长春花碱(VLB)、长春新碱(VCR)、长春地辛(VDS)、长春瑞滨(NVB)、依托泊苷(VP16)、替尼泊苷(VM26)、伊立替康(CPT-11)、紫杉醇(Paclitaxel)。

(5) 激素类：强的松、地塞米松、己烯雌酚、甲羟孕酮、甲地孕酮、丙酸睾酮、三苯氧胺、氨鲁米特、来曲唑、氟他胺。

(6) 杂类：顺铂(DDP)、卡铂(CBP)、奥沙利铂(L-OHP)、左旋门冬酰胺酶(L-ASP)、氮烯米安(DTIC)。

2. 按照其作用机制分类法

(1) 直接破坏 DNA 的药物：包括烷化剂、蒽环类、铂类。

(2) 影响核酸合成的药物：主要是抗代谢类。

(3) 插入 DNA 中干扰模板作用的药物。

(4) 影响蛋白质合成的药物：主要为植物类药，如高三尖杉酯碱、紫杉类、长春碱类。

(5) 影响微管蛋白的药物:紫杉类、多西他赛等。

(6) 拓扑异构酶抑制剂:伊立替康、拓扑替康等。

其基本的药理作用过程如图 8-3:

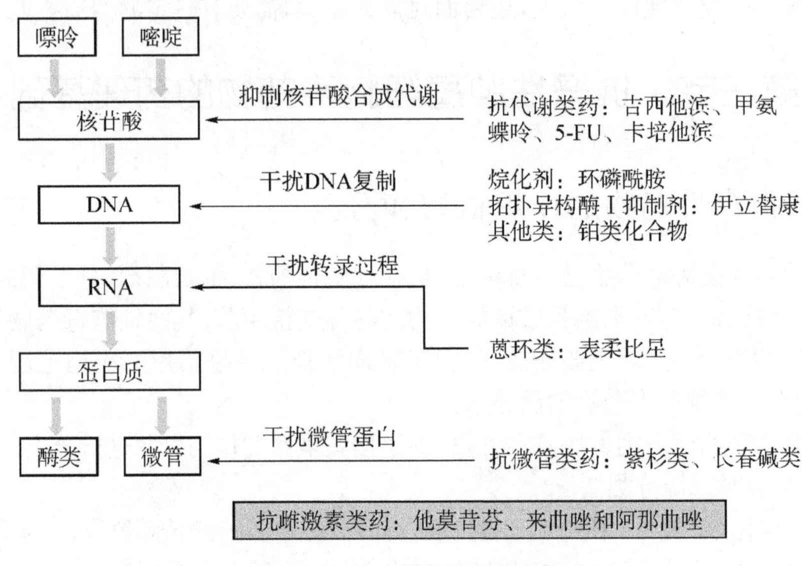

图 8-3 化疗药物的作用机制

3. 按照细胞动力学分类法(表 8-2)

表 8-2 细胞周期特异性药物与非特异性药物的差别

细胞周期特异性药物(CCSA)	细胞周期非特异性药物(CCNSA)
抗代谢类和有丝分裂抑制剂	烷化剂和抗癌抗生素
作用于某一期,如 S 期或 M 期	各期,主要是 G_1 期及 M 期
对增长迅速的肿瘤有效	对增长缓慢的肿瘤也有一定疗效
作用弱、慢	作用快、强
剂量反应曲线为渐近线	剂量反应曲线为直线
持续给药特有效血药浓度	一定范围内与剂量呈正相关,大剂量间断给药优于小剂量连续给药

二、肿瘤的生物免疫和基因治疗

肿瘤的生物治疗主要是利用现代生物学技术或其产生的产品的方法,调动病人自身的防御功能，调节机体的免疫状态或给予靶向性很强的药物达到抗肿瘤的作用。随着生物技术的发展和肿瘤分子机制的研究，生物治疗已发展成为肿瘤综合治疗的重要组成部分，逐渐受到重视。生物治疗的疗法包括以下几种：

1. 体细胞疗法　预先抽取患者体内细胞并分离出免疫细胞，然后体外培养并大量扩增这些具有抗肿瘤活性的细胞，随后回输入患者体内的疗法，包括 CIK 细胞、LAK 细胞等。这种疗法对那些免疫治疗敏感的肿瘤有效，包括恶性黑色素瘤、肾癌等多种肿瘤及恶性胸腹水有较好的疗效，并且基本无毒副反应。

2. 细胞因子　细胞因子是一类具有调节细胞生长、免疫应答和参与肿瘤生长的多肽类活性分子，由血液中具有免疫功能的细胞，包括单核巨噬细胞、T 细胞、B 细胞等或血管内皮细胞等间质细胞合成并分泌。临床应用较多的主要包括干扰素、白介素、造血刺激因子(EPO，TPo，G-CSF，GM-CSF，IL－11 等)。主要用于刺激造血系统造血功能，以及肿瘤、病毒感染、放射性损伤的治疗。

3. 树突状细胞与肿瘤疫苗　树突状细胞已经是肿瘤生物治疗领域一大热点，树突状细胞是人体内非常有效的抗原提呈细胞之一，其主要作用是激活肿瘤的细胞免疫。近年来由 DC 细胞生产出的肿瘤疫苗的临床应用也取得了非常好的效果，目前针对宫颈癌 HPV 病毒感染已开发出二价、四价和九价疫苗，在宫颈癌的预防方面已经取得了非常好的效果，极大地降低了宫颈癌的发病率。

4. 放射免疫靶向治疗　放射免疫治疗将单抗与放射核素结合形成复合物，利用抗原抗体结合的特性，将相应抗原表达阳性的肿瘤细胞与抗体结合，利用抗体复合物放射性核素发出的 β 或 α 射线的靶向到肿瘤细胞，实现对肿瘤细胞的近距离放射治疗。对于放射敏感性肿瘤具有很好的疗效，且副作用小。

5. 基因治疗　通过细胞工程技术将治疗基因通过外源载体导入易产生肿瘤的靶细胞或组织，取代缺陷基因，通过不断扩增，使治疗基因正常表达，达到防治肿瘤的目的。肿瘤基因治疗常用病毒作为运送基因的载体，多通过基因替代、基因修饰、基因添加、基因补充和基因封闭等方法达到目的。

6. 生物反应调节剂的应用　指一类天然产生的具有广泛生物学活性和抗肿瘤活性的生物物质，且能改变体内宿主和肿瘤平衡状态。其作用机制有两大方面：干扰细胞生长转化功能直接抗肿瘤作用；激活免疫系统的效应细胞并分泌细胞因子、化学因子等来杀伤或抑制肿瘤细胞，目前在临床治疗中已得到广泛的应用。

三、恶性肿瘤的分子靶向治疗

子宫恶性肿瘤作为恶性肿瘤的一种，近年来在分子靶向治疗领域也有进一步发展，但总体进展不大。下文为近年来恶性肿瘤在分子靶向治疗方面的进展作一个总结：分子靶向治疗主要通过抗原抗体的结合或细胞信号的阻断来抑制肿瘤的生长，其作用的过程包括细胞周期的调节、细胞凋亡、微血管生成、肿瘤浸润转移的过程。靶向治疗与细胞毒类药物最大的不同是具有选择性，只针对肿瘤的特定靶点起作用，而对无特异靶点表达的细胞无影响。

随着分子生物学的不断发展，肿瘤治疗的新靶点不断被发现，新药不断被合成，靶向治疗也迎来了新的高度。按照靶向药物作用于细胞的不同部位分为四类。

1. 作用于细胞膜的药物　主要作用于跨膜的生长因子受体，例如作用 EGFR 的各种小分子酪氨酸激酶抑制剂和抗体。

2. 作用于细胞核药物　此类药物作用于细胞核内各种 DNA 和 RNA。

3. 作用于细胞外微环境的各种药物　多见于靶向细胞外各种微血管的药物，如各种血管生成抑制剂等。

4. 作用于细胞质的药物　此类药物靶向于细胞内的微环境，主要抑制细胞内各种信号的转导。按照药物的结构可以分为多种，包括各种肽类及作用于 DNA、RNA 的各种核酸和蛋白、各种单克隆抗体、作于酶和蛋白的小分子物质，其中最主要的是单克隆抗体和表皮生长因子受体—酪氨酸激酶抑制剂(EGFR-TKI)的小分子化合物。

近年来各种分子靶向药物层出不穷，例如针对 EGFR 的各种小分子酪氨酸激酶抑制剂、各种单克隆抗体、各种针对肿瘤细胞外微环境 VEGF 因子的血管生成抑制剂等。

抗恶性肿瘤靶向药物在治疗过程中，和细胞毒类药物一样，也应该注意如下事项：

1. 肿瘤分子靶点的检测　肿瘤异常靶点的检测已经成为分子靶向治疗前的必备条件，需根据基因突变情况选择不同的检测方法，由于异常靶点通常由基因突变、扩增、融合、多态性及蛋白过表达引起的，因此检测方法和结果判断标准也不尽相同。一般基因突变的靶点常选择直接测序法及 ARMs 法，扩增靶点采用免疫组织化学法和 FISH 法多见，基因融合靶点以 FISH、PCR 扩增为主。

2. 需要掌握药物使用适应证　靶向药物主要以靶点为治疗指针，小分子靶向药在使用前需进行靶点检测，不同的肿瘤可能因靶点相同采用同一种靶向治疗药物，达到异病同治。

3. 需选择合适药物剂量、使用途径以及药物使用时程　靶向药物治疗剂量是最佳生物学剂量，否则会导致药物浪费和毒副作用增加，分子靶向药物通常需长期使用，且治疗安全范围较大，因此小分子靶向药常常以口服为主，而单克隆抗体常采用静脉使用。肿瘤靶点的抑制在多数情况下是可逆的，因此需长期服用，需重视患者的依从性。

4. 不良反应的处理　小分子靶向药物除了少数会引起间质性肺炎，其他绝大部分一般毒副作用较轻，常以皮疹为主，处理比较简单。而针对细胞外微环境的血管生成抑制剂易引起血压增高、出血等，需要及时处理。

5. 使用靶向药物需长期观察，注意及时和患者及家属进行沟通　由于靶向药物价格昂贵，使用前需要和患者及家属充分沟通，取得理解。靶向药物使用的历史较短，还有许多问题未及时发现，需要医师长期坚持观察，及时处理。

四、抗肿瘤药物的代谢动力学过程

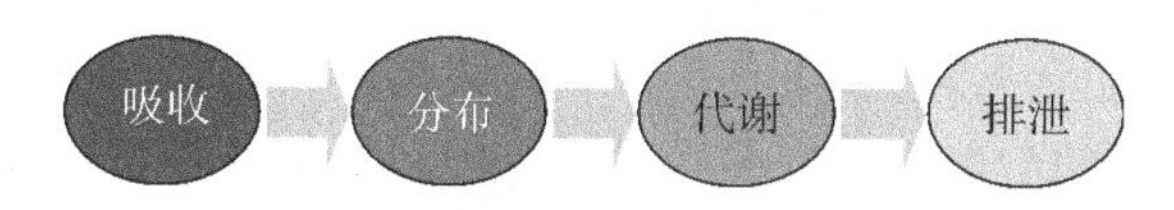

图 8－4　药物在体内作用的过程

如图 8－4 所示，药代动力学是研究药物及其代谢物在血液中浓度变化与时间关系的一门学科，包括吸收、分布、代谢及排泄等 4 个过程。

除静脉和动脉给药外，任何途径给药都有药物从给药处吸收入血的过程。药物吸收入血后，迅速分布于全身各处，其中肝脏的首过效应和药物在体内的生物利用度尤为重要。通过测定不同时间药物在不同组织血液中的相对浓度，可以绘制出不同药物的血药浓度曲线，反映出药物在人体内分布情况。药物在人体内通过代谢或原形排泄出体外，大部分药物在肝脏代谢后由胆汁排出，也有少量药物直接由肾脏以原形排出。绝大部分药物在血浆中的浓度与其作用强度和毒副作用成正比，药物在体内作用消失的过程与半衰期有关，代谢快的药物半衰期短，反之则越长，半衰期越长，其在体内作用的时间也越长，不易清除。老年人、体质差的人由于代谢差，药物在体内代谢缓慢，持续时间较长，长期维持较高浓度，应适当减量。

五、抗癌药物的常见毒副反应

细胞毒类抗恶性肿瘤药物的不良反应包括近期和远期不良反应，包括药物的副作用、过量或超剂量的毒性、过敏反应和其他意外事件。所有细胞毒类药物均应该谨慎对待，医师必须全面了解其药理作用，药代动力学特点、药物之间的反应，遵循循证学证据、个体化、规范化的原则进行处理。进行抗肿瘤治疗前需要明确如下事项：

1. 治疗前必须有明确的病理或细胞学诊断　最好能进行免疫组化检测和基因检测，为恶性肿瘤的治疗提供足够的依据。在恶性肿瘤的治疗过程中，必须做到无明确病理不治疗，禁止诊断性治疗。

2. 治疗前应该进行患者体能状况评分　卡氏评分 60 分以上，血常规、肝肾功能正常者才能进行抗肿瘤治疗。

3. 对于如下人群应进行药物减量。

(1) 老年人及接受过多程放化疗者。

(2) 体弱多病及营养不良者。

(3) 骨髓功能异常,包括中度以上贫血、粒细胞及血小板减少。

(4) 肝肾功能异常及肾上腺功能不全者。

(5) 心肺功能异常、多发骨转移者。

(6) 有感染、发热或出血、胃肠道穿孔倾向等并发症者。

(7) 处于恶病质状态者,如果是化疗非常敏感肿瘤,可以减量使用。

4. 抗肿瘤药物的近期不良反应　包括急性和亚急性不良反应,有可以按照不良反应的范围分为局部和全身不良反应。主要指用药后当期或近期出现的过敏、胃肠道反应、血液学毒性、四肢麻木、手足综合征、皮疹等。

5. 远期不良反应　指停药后甚至多年出现的不良反应,包括神经毒性、畸胎、二源肿瘤、间质性肺炎、心功能损伤、造血功能障碍等。

6. 抗恶性肿瘤药物毒性分级　WHO 一般将抗肿瘤药物的毒性分为四级,分别为Ⅰ、Ⅱ、Ⅲ、Ⅳ级,对应为轻度、中度、重度、致命性毒性反应,在治疗的过程中,可以出现Ⅰ、Ⅱ级不良反应、避免Ⅲ级不良反应、严格禁止出现Ⅳ级不良反应。

7. 为避免抗肿瘤药物的不良反应,应该遵循的原则

(1) 应有具体计划,包括合适的药物、剂量、途径、配伍、方法和疗程。不可随意增加药物剂量和增加疗程。治疗过程中和治疗后应密切观察过敏反应、骨髓及肝肾功能等。

(2) 应该坚持长期随访,尽可能观察远期不良反应。

(3) 出现严重不良反应时应该及时停药,包括严重胃肠反应、任何 3 度以上不良反应、严重的心脏、肺功能、肝肾功能损伤时、胃肠道穿孔、出血等。

8. 抗肿瘤治疗失败的常见原因

(1) 患者一般状况太差导致停药,肝肾功能损伤、血液学毒性及其他重要器官功能受损导致治疗终止。患者缺少依从性,未能观察到最佳疗效即主动停药。

(2) 肿瘤原发或继发耐药,肿瘤血供差,药物不易进入,存在血脑或血生精小管屏障等。

(3) 医师未能遵循治疗规范,治疗随意性较大、治疗诊断不充分、对药物的药理作用理解不透彻,急于停药等。

六、细胞毒性药物不良反应的处理

1. 骨髓抑制　是细胞毒性药物最常见的毒性反应,由于粒细胞的寿命较短,

其半衰期仅6～8小时，因此化疗时最先出现的是粒细胞减少；血小板的寿命相对较长，半衰期为5～7天，一般在一周左右才会出现血小板下降；而红细胞寿命很长，半衰期为120天，因此化疗过程中短期内很难出现贫血，一般需2～3个月才出现中-重度贫血。不同的药物对骨髓功能的影响是不一致的。一旦出现粒细胞低于0.5×10^9/L达5天以上，患者就可能出现严重的机会性感染，必须进行隔离并预防性使用抗生素，并给予粒细胞集落刺激因子皮下注射，刺激骨髓中不成熟的粒细胞向成熟粒细胞分化、增殖，并及时释放入血。如果血小板低于20×10^9/L，出血的危险明显增加，有可能出现颅内及胃肠道出血，可以给予白介素-11或血小板生成素皮下注射，必要时可以给予血小板输注。如果血红蛋白低于100 g/L，可以给予铁剂或促红细胞生成素皮下注射。

2. 胃肠道反应　包括食欲减退、恶心、呕吐、腹泻、便秘等，也是化疗最常见不良反应之一。很多患者由于不能耐受严重的胃肠道不良反应而拒绝化疗，是患者拒绝化疗的主要原因之一。在胃肠道不良反应之中，恶心、呕吐是最常见的，频繁的呕吐可以致患者出现水、电解质紊乱症状，因此及时有效的止吐治疗显得尤为重要。

（1）恶心、呕吐的分类

① 按照不良反应发生的时间可以分为：急性呕吐、迟发性呕吐、预期性呕吐、突破性呕吐、难治性呕吐。急性呕吐指用药治疗开始后数分钟到数小时内出现的呕吐，一般在一天内结束。迟发性呕吐一般发生在治疗后24小时后，最常见的是铂类制剂，尤以顺铂为最，24～72小时为高峰，严重者可达一周。预期性呕吐指既往有呕吐病史，在下一次治疗前即出现剧烈呕吐，主要为心理暗示所致。突破性呕吐是指已经预防性给予止吐药后，仍出现剧烈呕吐，仍需给予止吐治疗。难治性呕吐指呕吐剧烈，采用预防或解救性止吐治疗均无效。

② 按照抗肿瘤药物致吐强弱分类：高致吐性药物（＞90%）、中致吐性药物（30%～90%）、低致吐性药物（10%～30%）、很低致吐性药物（＜10%）。一般来说顺铂致吐性很强，而口服抗肿瘤药物致吐性很低，如分子靶向药。

（2）止吐药物的种类：按照药物作用的受体不同，可以分为：多巴胺受体拮抗剂、5-HT3受体拮抗剂、皮质类固醇类、抗胆碱药和抗组胺药、NK-1受体拮抗剂等。

（3）恶心、呕吐的预防和处理：急性呕吐主要以预防为主，止吐药物应该在抗肿瘤药使用之前大约半小时给予，其主要给药方法有口服、经肛、静脉等，主要以5-HT3类药物为主，优势可以联合皮质类固醇类药物联合使用；预期性呕吐主要与心理因素有关，一般在抗肿瘤药物使用前给予抗焦虑或镇静治疗；延迟性呕吐主要由铂类药物引起，地塞米松疗效肯定，有时采用地塞米松联合阿瑞匹坦或甲氧氯普胺、5-HT3等,延迟性呕吐止吐治疗时间应延长,至少不短于3天;突破性呕吐预防比治疗更重要,一般以多止吐药联合为主,主要以静脉给药为主。

3. 呼吸系统不良反应　引起呼吸系统毒性的细胞毒药物主要有博来霉素、丝裂霉素等,靶向药物也较易出现,早期表现为呼吸急促、轻度咳嗽,胸部CT提示肺间质弥漫性或片状浸润,晚期表现为弥漫性肺纤维化。肺间质的病变一般与下列因素有关:博来霉素剂量过大,达300 mg以上;70岁以上老人;既往有肺部基础疾病者;胸部放疗史;联合使用有肺损伤的药物。

间质性肺炎和肺纤维化的处理主要以预防为主,密切关注呼吸道症状的发生,定期行胸部影像学检查,尽早诊断、尽早治疗。用药时应把药物总量控制在安全范围内,出现症状后应积极对症治疗,给予吸氧、皮质类固醇激素等,必要时给予抗生素治疗。

4. 心血管系统不良反应　心血管系统的不良反应主要由蒽环类药物引起,此外还包括紫杉类、氟尿嘧啶类药物。急性主要表现为心律失常、心动过速等,慢性的主要表现为心力衰竭,其发生率主要与蒽环类药物剂量过高有关,控制药物总量是避免心脏毒性的关键。一旦发生心脏毒性,应及时停药或减轻药物剂量,并给予营养心肌和活血化瘀的中药进行治疗。

5. 皮肤不良反应　包括皮疹、瘙痒、脱发、手足皮肤反应、指甲改变等,皮疹主要在使用分子靶向药物后发生较多,而手足综合征主要在使用氟尿嘧啶类药物后多见,尤其是使用卡培他滨后。

(1) 痤疮样皮疹:皮肤毒性是EGFR抑制剂最常见的不良反应,这一类药物的皮肤毒性特点相似,表现为皮肤干燥、瘙痒、脱屑、痤疮样皮疹、指甲变化等。皮疹一般发生在皮脂腺丰富的部位,用药后一周左右出现。多项研究证实,不论是TKI还是单克隆抗体,皮疹的严重程度与EGFR抑制剂的疗效正相关。皮疹一般分为四级,一级不需要特殊处理;二级局部使用皮质激素类涂抹并口服抗过敏药物;三级需暂停治疗,口服抗生素并局部涂抹皮质激素类药物,等待皮疹下降至1～2级时,药物减量服用;四级为严重的过敏反应,应永久停药,立即静注抗过敏药物、皮质激素和抗生素等。

(2) 手足皮肤反应:主要表现为手掌和足底部皮肤红斑及感觉异常。多见于氟尿嘧啶类药物,如卡培他滨等,少部分见于多靶点抗血管生成药物,如索拉非尼、舒尼替尼等。这类皮肤反应多数具有自限性,停药后消失,用药后再现,靶向药物引起的皮肤反应较细胞毒类药物更严重。氟尿嘧啶类药物引起的皮肤反应与用药途径有关,口服药物卡培他滨较静脉用药皮肤反应严重。

尽可能减少手足部位摩擦,避免皮疹处直接暴晒、降低手足皮肤温度,必要时可以局部涂抹皮质激素类药物。不良反应严重者,应该暂时停药,推荐口服营养神

经的维生素 B_6 和 COX-2 抑制剂塞来昔布，局部涂抹尿素软膏和口服维生素 E 对多西紫杉醇引起的皮肤反应有很好的治疗价值(图 8-5)。

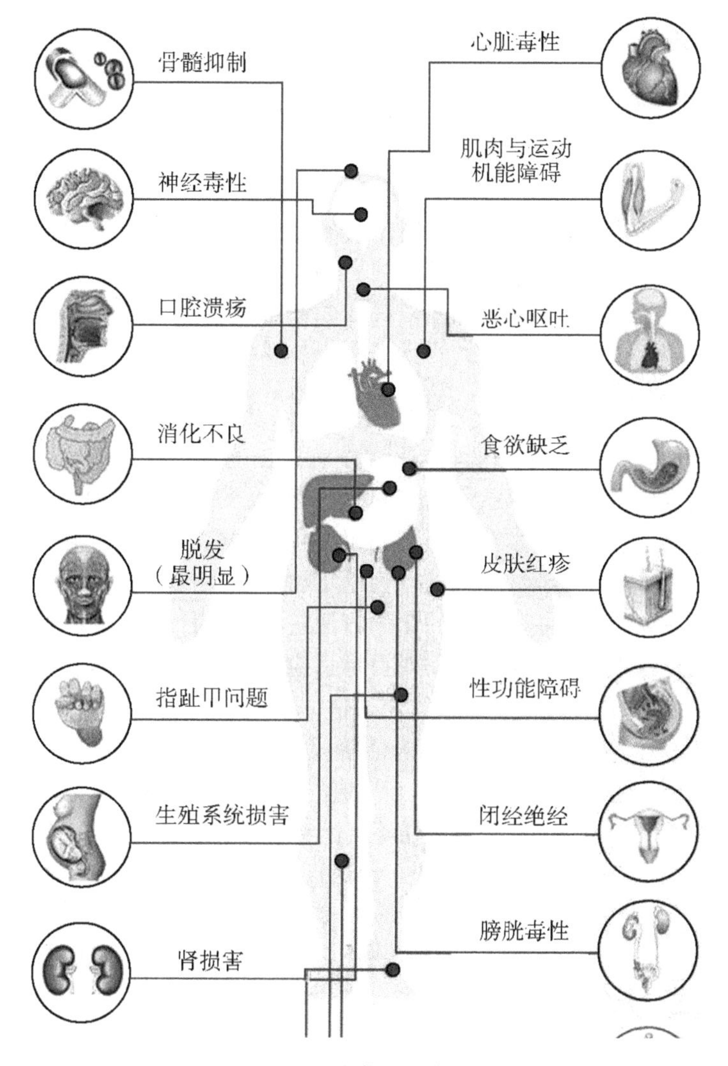

图 8-5　化疗药物的毒副作用

第四节　抗恶性肿瘤药物的临床试验与应用

抗肿瘤新药是目前研究最活跃的领域之一，新药上市前必须进行Ⅳ期的临床试验，完全合格后才能应用于临床。我国制定的药品临床试验质量管理规范

(Good Clinical Practice,GCP)为包含临床试验的设计、实施、总结和报告的一种规范,可以最大限度地向公众公开资料,保护患者权利。

一、总体考虑

1. 确定受试人群　由于抗肿瘤药物具有一定的毒性,因此Ⅰ期临床试验必须在标准治疗失败或肿瘤复发者中进行。

2. 确定给药方案　由于抗肿瘤药物疗效和安全性与给药方案密切相关,因此应尽可能对不同给药方案进行探索,找出最有疗效和安全性的药物。

3. 确定抗瘤谱　在进行临床试验时,应该参考临床前药理实验的结果,选择不同肿瘤进行试验,尽可能使用临床前药理实验敏感的瘤种。

二、临床试验的步骤

包括临床前药理研究和四期临床试验。

临床前药理研究:主要探索药物的治疗机制,新药在人体的代谢等。

Ⅰ期临床试验:观察人体对于新药的耐受程度和药代动力学参数,仅进行初步的临床药理学及人体安全性评价试验,为制定给药方案提供依据。

Ⅱ期临床试验:采用多种形式的试验方法进行治疗作用初步评价,方法包括双盲、随机、对照试验等,初步评价药物对目标适应证患者的治疗作用和安全性,同时也可以为Ⅲ期临床试验研究设计和给药剂量方案的确定提供依据。

Ⅲ期临床试验:药物治疗作用的确证阶段。多通过随机盲法试验来确定药物的使用价值,并与常用药进行对比,其目的是进一步验证药物对目标适应证患者的治疗作用和安全性,评价利益与风险关系,最终为药物注册申请的审查提供充分的依据。

Ⅳ期临床试验:新药上市后应用研究阶段。其目的是考察在广泛使用条件下的药物的疗效和不良反应,评价新药在普通或者特殊人群中使用的利益与风险关系,进一步改进给药剂量及观察药物不良反应。

三、临床试验存在的问题

近年来由于药理学和肿瘤学的不断发展,临床试验在我国各级医院逐步展开,但也存在不少问题,如人员不足导致的研究人员素质不高,严谨性不够、统计方法落后、新药疗效和不良反应预报体系不完善等,这些均需要我们不断改进和学习。

第五节　实体肿瘤疗效评价

自从1979年WHO确立实体瘤的疗效评价标准以来，其在世界范围内已广泛应用，近年来随着检查手段的不断进步，欧美专家又制定出新的实体瘤疗效评价标准(RECIST评价法)。下面分别对这两种评价方法进行介绍。

一、WHO标准

肿瘤病灶的定义：

(1) 可测量病灶：包括临床或影像可测量双径的病灶。

(2) 单径可测量病灶：只可以测量一个径者。

(3) 可评价但不可测量的病灶：指那些病灶微小、无法测量者。

(4) 不能评价病灶：指浆膜腔积液、放疗后无活性无进展的病灶及癌性淋巴管炎。

二、实体瘤疗效标准

1. 可测量病灶

(1) CR：所有肿瘤病变完全消失，疗效持续4周以上。

(2) PR：肿瘤病灶的最大直径与其垂直径乘积之和缩小50%以上，无其他新病灶出现，疗效持续4周以上。

(3) SD：肿瘤病灶的最大直径与其垂直径乘积之和缩小不到50%，或增大不超过25%，无其他新病灶出现，疗效持续4周以上。

(4) PD：肿瘤病灶的最大直径与其垂直径乘积之和增大超过25%，或出现新病灶。

2. 不可测量病灶

(1) CR：所有肿瘤病变完全消失，疗效持续4周以上。

(2) PR：肿瘤病灶估计缩小50%以上，无其他新病灶出现，疗效持续4周以上。

(3) SD：肿瘤经2周期以上化疗，病灶无明显变化，估计缩小不到50%，或增大不超过25%。

(4) PD：估计肿瘤增大超过25%，或出现新病灶。

3. 骨转移病灶

(1) CR：溶骨性病灶完全消失，骨扫描正常，维持4周或以上。

(2) PR：溶骨性病灶部分缩小、钙化灶或成骨性病灶密度减低，维持4周或以上。

(3) SD:治疗开始后病灶无明显变化维持8周以上。

(4) PD:原有病灶增大或出现新病灶,病理性骨折、骨压缩或骨质不愈合不作为依据。

4. 无法评价病灶

(1) CR:所有病灶消失,维持4周或以上。

(2) SD:病灶变化不明显,缩小不超过50%,增大不超过25%,维持4周或以上。

(3) PD:出现新病灶或病灶增大超过25%,腔隙性积液增加时,不能评价PD。

三、RECIST实体瘤疗效评价标准

病变的定义:

(1) 可测量病变:病变至少在一个径向上可准确测量,包括常规CT(其最大直径≥20 mm)和螺旋CT(其最大直径≥10 mm)。

(2) 不可测量病变:所有除可测量病变以外的其他病变,包括小病变和其他不可测量的病变,包括骨转移病变、软脑膜转移病变、腹水、胸腔积液/心包积液、炎性乳癌病变、皮肤/肺淋巴管转移、不能被影像学方法证实和随访的腹部包块以及囊性病变。

四、目标病变的评价

1. 完全缓解(CR)　所有目标病变均消失,且没有新的病变出现。

2. 部分缓解(PR)　与治疗前目标病变最长径总和相比,至少下降30%。

3. 疾病进展(PD)　与治疗过程中所记录到的目标病变长径总和作为参考值,至少增加20%或至少出现一个新病变。

4. 疾病稳定(SD)　肿瘤的改变既不符合部分缓解的要求,又不符合疾病进展的要求。

五、非目标病变的评价

1. 完全缓解(CR)　所有非目标病变均消失,且肿瘤标记物恢复到正常值。

2. 不完全缓解(IR)/疾病稳定(SD)　一个或更多的非目标病变持续存在和(或)肿瘤标记物仍高于正常值。

3. 疾病进展(PD)　出现新病变和(或)现存非目标病变进展(表8-3)。

表 8－3　WHO 与 RECIST 疗效评判标准比较

疗效	WHO	RECIST
CR	消失，4 周后确认	消失，4 周后确认
PR	减少 50%，4 周后确认	减少 30%，4 周后确认
SD	未达到 PR 或 PD	未达到 PR 或 PD
PD	增加 25%	增加 20%

第六节　抗恶性肿瘤药物的给药方法

抗肿瘤药物的给药方法与其他药物一样，大致分为静脉注射、口服给药、肌内注射、皮下注射、腔内注射及动脉注射等。大多数药物采取的给药方法为静脉注射，口服给药因其方便，受到患者欢迎，但由于受到胃肠道功能的影响，且生物利用度相对较差，在抗肿瘤药物中易受到限制。

一、静脉注射

分为外周静脉注射和中心静脉注射，外周静脉注射最常见，其并发症较少，而中心静脉注射在抗肿瘤药物的应用中也占有重要地位。中心静脉注射可以分为中心静脉导管和植入式静脉输液港两种。中心静脉导管包括锁骨下静脉、颈静脉、股静脉和外周静脉穿刺中心导管(PICC)。

1. 中心静脉导管的适应证　需要多次或长时间治疗、需要持续静脉滴注、避免刺激性大药物损坏外周静脉、输液量大、需要肠外营养支持、外周血管输注困难者。

2. 中心静脉输注的常见并发症及处理

(1) 早期并发症：导管刺激心肌引起心律失常、穿刺引起气胸和血胸、导管置入对侧错误。

(2) 晚期并发症

① 深静脉血栓形成，静脉造影是诊断深静脉血栓形成的金标准，血管超声也是一种无创性检查方法，诊断明确后应及时给予肝素或华法林抗凝治疗，必要时拔除导管，抗凝应维持半年以上。

② 感染，包括局部感染和全身感染，局部感染应该先给予细菌培养，抗炎、局部消毒，尽量不要拔除导管。全身感染应在细菌培养的基础上，给予抗感染治疗。

二、口服给药

随着新药的不断出现，新的口服抗肿瘤药物不断涌现，因其方便易行，很受患者及家属欢迎，现在主要的口服抗肿瘤药有：氟尿嘧啶类（卡培他滨、替吉奥）、拓扑异构酶抑制剂（替莫唑胺）和小分子靶向治疗药物。口服药物的适应证和禁忌证同静脉给药。

三、腔内给药

包括腹腔内给药、胸腔内给药、心包腔内给药、脊髓腔内给药四种。腔内给药的目的是利用药物局部浓度高，易杀灭肿瘤，且能引起胸腹膜的局部炎症和纤维化，封闭血管，减少渗出。腔内给药前应尽可能排出积液，选择刺激性较小的药物。

四、动脉给药

主要采用介入的方法进行动脉穿刺，通过导管使药物直达病灶内血管，动脉给药的好处是能够避开药物在肝脏内首过效应，局部浓度高而全身反应小，近期疗效好，生存质量高。给药方法包括冲击性动脉灌注化疗和持续性动脉灌注化疗。并发症包括靶动脉狭窄、脊髓神经损伤以及化疗药引起的消化道反应。

第七节　恶性肿瘤的化疗原则

一、联合化疗原则

1. 联合化疗方案中的各个单药均应该对该肿瘤敏感。
2. 应该联合使用不同作用机制的药物发挥协同作用，细胞周期特异性药物应联合细胞周期非特异性药物使用。
3. 药物的毒性反应作用在不同的器官、不同的时间，避免毒性相加。
4. 制订合理的给药剂量和方案，给予合适的间隔时间。

二、化疗的适应证

1. 对化疗敏感的全身性恶性肿瘤。
2. 化疗是肿瘤综合治疗的重要组成部分，应与手术、放疗相结合。
3. 在综合治疗中化疗的作用是控制远处转移，提高局部缓解率。
4. 辅助化疗、新辅助化疗。

5. 无手术和放疗指征的播散性晚期肿瘤或术后、放疗后复发转移的病人。
6. 姑息性治疗。

三、化疗禁忌证

1. 明显衰竭或恶病质。
2. 骨髓储备功能低下。
3. 心血管、肝肾功能损害者。
4. 严重感染、高热，严重水电解质、酸碱平衡失调者。
5. 胃肠道梗阻者。

四、辅助化疗

1. 适应证　恶性肿瘤在局部有效治疗（手术或放疗）后所给予的化疗。
2. 目的　杀灭微小转移病灶。
3. 原则　术后 2～4 周内开始；术后复发的可能性大；需给予多疗程治疗。

五、新辅助化疗

1. 定义　新辅助化疗是指局限性肿瘤手术或放疗前给予的化疗。

2. 优点　(1) 缩小手术或放疗范围，减少手术或放疗损伤；(2) 清除或抑制可能存在的微小转移灶；(3) 肿瘤细胞产生耐药性的机会少；(4) 从手术切除标本中了解化疗敏感性；(5) 可避免体内潜在的继发灶在原发灶切除后 1～7 天内由于肿瘤负荷减少而加速生长；(6) 可使手术时肿瘤细胞活力降低，不易播散入血；(7) 可避免体内残留的肿瘤在手术后因血凝机制加强及免疫抑制而容易转移。

六、腔内化疗

1. 方法　将抗癌药物直接注入胸、腹、心包等体腔，脊髓及膀胱腔内。
2. 目的　提高局部药物浓度，增强抗癌药对肿瘤的杀灭。

第八节　肿瘤患者的姑息治疗

一、姑息治疗的概念

指那些中晚期恶性肿瘤患者由于对治愈性治疗无明显疗效，给予病人减轻症状，提高生活质量为目的的治疗和护理，以便控制疼痛及有关不适症状，并解决患者的心理、社会和精神问题，为病人和家属赢得最好的生活质量。

二、姑息治疗的内容

1. 处理患者躯体症状　如肺癌病人的呼吸困难、食欲缺乏、疼痛等，消除病因的同时应给予对症处理。

2. 处理患者的心理问题　晚期肿瘤患者往往会出现焦虑、恐惧、愤怒、孤独等个人心理问题和社会适应问题，心理治疗在这个过程中起着非常重要的作用，能更好地满足患者的各种需求。

3. 增强肿瘤患者的营养，实行人道主义护理。

4. 患者家庭经济方面的帮助　包括经济上的社会支持和精神上的人道主义支持。

5. 尊重患者意愿和利益　尽可能地减少对患者利益的损害，注意临终关怀的伦理问题。

三、姑息治疗面临的问题

1. 缺少对患者及公众姑息治疗方面的教育。

2. 缺少政策方面的支持。

3. 缺乏资金方面的支持。

4. 姑息治疗方面的药物严重受到限制，供应紧张。

四、癌性疼痛的治疗

1. 癌痛的概念　疼痛是一种主观上使人不舒服的感觉和情绪上的感受，伴随着现存的或潜在的组织损伤，其包括躯体因素、心理因素、精神因素、社会及经济因素等引起的不适。

2. 癌痛的分类

(1) 按时间：急性痛有具体的开始时间，维持的时间较短；慢性痛指维持时间较长，一般超过 3 个月或 6 个月以上。

(2) 按解剖部位：躯体痛、内脏痛、传入神经阻滞痛。

(3) 按病理学特征：伤害性疼痛和神经病理性疼痛。

(4) 按药理学角度：阿片无反应性疼痛、阿片部分反应性疼痛、阿片反应性疼痛但不能使用阿片类药物、阿片反应性疼痛但能用阿片类药物。

(5) 按与癌症的关系：癌症本身引起的疼痛、与癌症相关的疼痛、与癌症治疗有关的疼痛、与癌症无关的疼痛。

3. 癌痛的评估　癌性疼痛对患者的生理、心理、社会适应均有重大影响，因此治疗癌性疼痛是非常重要的。

(1) 在治疗前准确评估是临床治疗的关键一步，包括：详细询问病史、疼痛程度评估、疼痛特征评估、疼痛后果评估、体格检查、诊断性检查等。

(2) 评估的方法：疼痛是一种主观感受，其程度以患者的感觉为主，一般主诉疼痛分级(VRS)、数字评估法(NRS)和视觉类比量表法较常用，有时几种方法综合在一起进行评估。

① VRS：按照有无疼痛、能否忍受、睡眠是否受到影响、是否使用止痛药物分为 0～3 级，分别对应无痛、轻度疼痛、中度疼痛和重度疼痛。

② NRS：以 10 cm 直线划分为 10 等分，从左至右分别为 0～10，分别对应无痛到最剧烈疼痛，也可以将 NRS 中的 0，1～3，4～6，7～10 级分别对应 VRS 中的 0，1，2，3 级(图 8－6)。

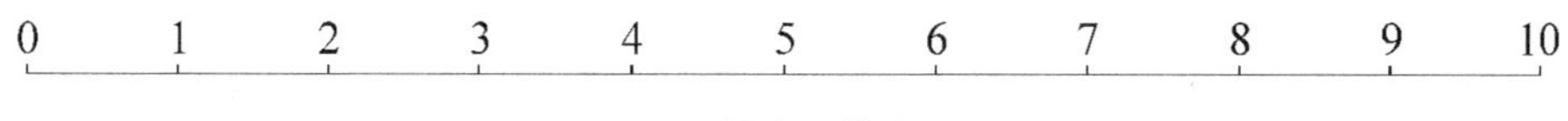

图 8－6　数字评估法(NRS)

③ 视觉类比量表：利用视觉进行模拟画线，以 100 mm 直线，两端分别标记无痛和极度疼痛，让患者根据自己的疼痛体验在直线上标记，测量记号与左侧距离，所得毫米就是疼痛分数(图 8－7)。

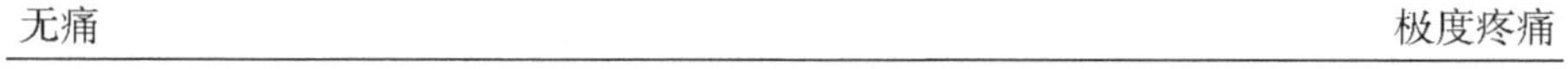

无痛　　　　极度疼痛

图 8－7　视觉模拟画线法(VAS)

4. 治疗效果评价　治疗效果的评价一般以主诉疼痛分级和数值评估法为主，有时将二者结合进行评估。

(1) VRS/NRS 结合法：根据缓解程度可分为显效(疼痛减轻 2 度以上)、中效(疼痛减轻 1 毒)、微效(疼痛稍减轻)、无效(疼痛无缓解)。

(2) 根据 VRS 法，按照疼痛减轻程度、睡眠受干扰程度分为：完全缓解(CR)、部分缓解(PR)、轻度缓解(MR)、无效(NR)。

(3) 根据 NRS 法：按照用药前评分－用药后评分/用药前评分×100%，从无缓解到完全缓解分为 0～4 度。

(4) 临终关怀：一般根据疼痛控制时间及疼痛控制的百分比进行综合评分。

5. 癌性疼痛的综合治疗　癌性疼痛可以发生在肿瘤发展的各个阶段，对于直接由肿瘤引起的疼痛，在积极治疗肿瘤的同时给予止痛治疗。对于身体状况差，不能进行抗肿瘤治疗的患者，止痛治疗应成为姑息治疗的重要内容。癌性疼痛治疗的最终目的是达到患者无痛，从而提高患者抗肿瘤治疗的疗效，延长患者生存期，提高生活质量。癌性疼痛的治疗应遵循以下原则:综合治疗为主,从无创到有创,从低危到高危。

(1) 癌性疼痛的综合治疗包括非药物治疗和药物治疗

① 非药物治疗:一般包括无创或低创性疗法和创伤性疗法,前者主要指社会心理干预和物理疗法,这些疗法宜尽早使用,使患者减轻对药物的需要量;后者一般通过有创性操作,进行神经麻醉或神经毁损,这种治疗创伤大,有时具有不可逆性,只针对难治性和顽固性疼痛。

② 药物治疗:目前 WHO 推荐使用三阶梯疗法,根据疼痛的不同性质、程度及病因等,单独或联合使用阿司匹林类的非甾体消炎药、可待因类的弱阿片药物、吗啡为代表的强阿片类药物,以及其他辅助药物,可以使 80%以上的患者疼痛获得满意缓解。在临床实践中,由于止痛药物毒副作用较多,其应用往往受到限制,还需要加强宣传和引导,及时处理副作用。

(2) 癌性疼痛三阶梯给药原则

① 按阶梯给药:不同程度的疼痛应该选择相应阶梯药物,应遵循从低级向高级顺序提高,对于强度较低轻至中度疼痛,选择药物时应从正规的第一阶梯开始治疗,以非阿片类药物为主,必要时联合辅助药物;第一阶梯无效时才开始第二阶梯治疗,以弱阿片类为主,必要时可以联合第一阶梯药物使用;第二阶梯无效时,依次到第三阶梯,以阿片类药物为主,必要时联合第一阶梯药物。但若开始治疗疼痛已达中等强度以上,可以直接从第三阶梯开始。

② 口服或无创性(低创性)给药:是首选的给药途径,简单、经济、易被患者接受,易达到稳定的血药浓度,更易于患者自主调整剂量,不易成瘾及产生耐药。对于不能或不愿口服的患者,吗啡直肠给药也是一种选择,芬太尼透皮贴剂也已经被广大不能口服的患者接受。

③ 按时给药:即按规定的间隔时间给药,阿片类药物一般已做成缓释片或控释片,推荐 12 小时一次,无论给药当时病人是否发作疼痛,均不应按需给药。在治疗的过程中,如果出现爆发性疼痛,推荐使用短效吗啡进行滴定,随后根据滴定增加后的总剂量,进行按时给药。

④ 个体化给药:由于个人对阿片类药品的敏感性和个体间差异很大,所以阿片类药物没有标准量和极量。所以应该从小剂量开始,逐渐加量至能使疼痛获得满意缓解的最佳剂量。

⑤ 注意细节,及时处理止痛药物的不良反应:非甾体消炎药易引起消化道溃疡和出血,甚至出现心脏不良事件,使用时应嘱咐患者尽量饭后服用,必要时给予保护胃黏膜或制酸剂。吗啡类药物容易引起便秘和呕吐,应嘱咐患者多食粗纤维食物,必要时给予止吐药和软化大便的药物口服。

6. 癌痛药物选择与使用方法　在全面评价患者的体能状况的前提下，依据疼痛的性质、程度、既往或现在治疗情况及伴随疾病等，选择药物的种类，使用前进行药物滴定，根据人体对药物的敏感性确定药物剂量及给药频率，适当添加辅助药物，预防和治疗药物可能带来的不良反应，争取达到最佳止痛效果。目前常用的镇痛药物有如下几类：非阿片类药物、阿片类药物、辅助镇痛药。

(1) 非阿片类药物：主要为非甾体类抗炎药物，包括阿司匹林和对乙酰氨基酚、布洛芬等，是癌性疼痛治疗的常用药物。非甾体类抗炎药具有止痛和抗炎作用，多用于缓解轻度疼痛，与阿片类药物联合使用时对癌性疼痛效果较好，对缓解中、重度疼痛有帮助，能减轻患者疼痛症状和阿片类药物的用量。非甾体类抗炎药不良反应较多，易引起消化性溃疡和出血、血小板功能障碍、肝肾功能损伤以及心脏毒性等。用药剂量越大和持续时间越长，不良反应的发生率明显增加。非甾体类药物在达到一定剂量时，药物毒性作用和不良反应明显增加，但止痛作用并不能随着剂量增加而增加。因此使用非甾体类药物时，应遵循以下原则：尽量避免长期使用；达限制剂量时，不应延长治疗时间和增加剂量，更换为单用阿片类药物；联合阿片类药物时，不能增加非甾体类剂量，只能增加阿片类药物剂量。

(2) 阿片类药物：对中、重度癌性疼痛和慢性疼痛疗效较好，一般作为首选药物推荐。阿片类药物有口服、透皮贴剂和皮下注射等多种给药方法，一般首选口服，条件不允许时，如患者不能口服，推荐经皮吸收给药，皮下注射给药仅作为控制爆发性疼痛的给药方法，疼痛剧烈且不易控制时，推荐自控镇痛泵给药。

① 初始剂量滴定：由于个体差异的存在，阿片类药物有效性和安全性因人而异，只能通过逐渐微调药物的剂量，直至药物剂量增加到最佳疗效和安全剂量时，称为滴定。对于既往无阿片类药物服用史的首次患者，药物滴定应该按照一定原则进行：使用吗啡即释片；按照疼痛程度，初始固定剂量为 5～15 mg，口服，4 小时一次或者按需给药；用药后疼痛无明显缓解或不满意时，应 1 小时后按照表 8-4 标准进行剂量滴定，仔细观察滴定后疼痛程度、疼痛缓解情况及不良反应。次日治疗前，需计算次日治疗剂量：次日总固定量＝前日总固定量＋前日总滴定量，将次日总固定量分 6 次口服，次日增加的滴定量为次日总固定量的 10%～20%。依此方法逐日调整剂量，疼痛评分稳定在 0～3 分时，滴定结束。如果出现不可控制的阿片类药物不良反应时，且疼痛强度＜4，必须将滴定剂量下调 10%～25%，并且再次评价病情。

既往无阿片类药物服用史的中、重度癌痛病人，首选短效阿片类药物进行滴定，达安全剂量和理想止痛效果时，改用等效计量的长效阿片类药物。对于既往已服用阿片类药物的病人，参照表 8-4 的标准进行剂量滴定。对于已经达到理想滴定剂量的患者，建议口服阿片类药物缓释剂，为防止爆发性疼痛，可以备用少量短效阿片类药物。

表 8-4　镇痛药物滴定参考标准

疼痛强度(NRS)	剂量测定增加幅度
7～10	50%～100%
4～6	25%～50%
2～3	≤25%

② 维持用药:推荐使用缓释片或控释片等长效药物,我国常用的有吗啡缓释片、羟考酮缓释片、羟考酮控释片和芬太尼透皮贴剂等。这类药物的特点是缓慢释放,控制疼痛的时间可达 12～72 小时,使用长效阿片类药物时,为了控制爆发性疼痛,应备用少量短效阿片类药物。若患者因病情进展,疼痛加剧时,发生爆发性疼痛或长效阿片类药物不能有效止痛时,需立即给予短效阿片类药物补充,减轻患者疼痛,达到解救治疗及剂量滴定的目的。

解救剂量为前日用药总量的 10%～20%。如果短效阿片类药物解救用药次数≥3 次/日时,应当将前日解救用药剂量换算成长效阿片类药物剂量,并按时给药。

不同途径给予阿片类药物时,需进行等效剂量换算,之间的剂量换算需参照换算系数表(见表 8-5)进行。换用其他阿片类药时,仍需要严密观察病情变化,需与吗啡非胃肠道给药时进行等效剂量换算,同时按照个体化滴定原则调整用药剂量。

表 8-5　阿片类药物剂量换算表

药物	非胃肠道给药剂量	口服剂量	等效剂量换算公式(与吗啡相比)
吗啡	10 mg	30 mg	非胃肠道/胃肠道=1/3
可待因	130 mg	200 mg	非胃肠道/口服=1/1.2 吗啡(口服)/可待因(口服)=1/6.5
羟考酮	10 mg	15～20 mg	吗啡(口服)/羟考酮(口服)=(1.5～2)/1
芬太尼透皮贴剂(维持 72 h)	起始剂量 25 μg/h	无口服剂型	q 72 h 芬太尼透皮贴剂剂量(μg/h)=口服吗啡剂量(mg/d)/2

若减少或停用阿片类药物时,需采用逐渐减量法,阿片类药物每天减少 10%～25%,当药物剂量减少到相当于 30 mg 口服吗啡的药量时,维持该药量 2 日后停药。

③ 不良反应防治:胃肠道症状、精神症状及呼吸抑制是阿片类药物常见的不良反应。其中便秘最常见,严重影响患者的生活质量,常常需要使用泻药甚至灌肠解决。恶心呕吐在长期服用阿片类药物的患者中也比较常见,精神症状主要以嗜睡、头晕、谵妄、认知障碍为主,有些时候需要停药。呼吸抑制多见于阿片类药物过

量时,尤其那些存在肝肾功能不全的患者更易发生。瘙痒、尿潴留等症状比较少见,以对症处理为主。阿片类药物的不良反应除积极的对症治疗外,预防阿片类止痛药不良反应更应值得重视,应该作为止痛治疗计划以及患者宣教的重要组成部分。对于持续发生于阿片类药物止痛治疗全过程的便秘症状,通常在应用阿片类药物止痛时,常规合并使用缓泻剂。其他的不良反应,大多是暂时性的或可以耐受的。恶心、呕吐、嗜睡和头晕等症状,多发生在用药的最初几天,初次使用阿片类药物的患者中更容易出现。使用阿片类药物的最初几天内,应该同时给予甲氧氯普胺等止吐药预防,必要时加用5-HT3受体拮抗剂和抗抑郁药物。对于存在肝肾功能不全、代谢异常以及合用精神类药物的患者,应密切观察患者是否出现过度镇静、精神异常等,如若出现精神异常,应及时减少阿片类药物的剂量,直至停用和更换药物。

(3) 辅助镇痛药:指在癌痛治疗过程中,能够起到辅助作用,达到增强或直接对癌痛产生一定的镇痛作用,包括抗惊厥类药物、抗抑郁类药物、糖皮质激素类和能进行神经阻滞的局部麻醉药等。由于疼痛的产生与精神心理因素关系较大,在辅助镇痛药的使用过程中,抗惊厥药和三环类抗抑郁药多用于辅助治疗神经病理性疼痛;而骨性疼痛和内脏痛除了上述药物外,进行局部神经阻滞和糖皮质激素类药物也起到一定的作用。治疗过程中,需要根据患者个体情况和辅助药物的种类来调整药物剂量。

由于癌痛产生的原因复杂多样,患者个体情况千差万别,需重视治疗过程中的每一个细节,为了确保患者的治疗有效安全,应当及时、详细记录疼痛评分变化,根据评分变化调整药物剂量,同时仔细观察记录所用药物的不良反应并及时处理,确保能持续控制或缓解患者的癌痛。

7. 癌痛的非药物治疗　主要有介入治疗、姑息性止痛放疗、针灸、物理治疗以及社会心理支持治疗等。在癌痛治疗过程中,使用非药物疗法,能够对局部疼痛进行神经阻滞,达到药物治疗不能达到的效果,成为药物治疗的补充;如果药物治疗效果不佳时,联合非药物治疗,可以起到增加止痛,提高患者生活质量的作用。

介入治疗是一种局部治疗方法,主要通过有创性的神经阻滞技术、神经松解术、经皮椎体成形术、神经损毁术、神经刺激疗法以及射频消融术等措施,达到神经阻滞的目的,减轻癌性疼痛。常见技术有硬膜外、椎管内或神经丛阻滞等方法,有效控制癌痛,使阿片类药物的使用剂量下降,可减轻阿片类药物的不良反应。介入治疗前,应评估患者是否有介入治疗适应证、禁忌证和是否存在抗肿瘤治疗指征,还需综合评价患者的身体状况、预计生存时间、潜在获益和风险等。骨转移或者肿瘤压迫引起的癌痛多通过局部放疗来缓解,大部分骨转移引起的疼痛对放疗敏感,起效后能停用或降低阿片类药物的用量,而肿瘤压迫引起的疼痛,放疗不但能减轻肿瘤负荷,还能达到止痛作用。

8. 癌痛患者和家属随访及宣传教育

(1) 患者随访:随访应定期进行,形成合理完善的制度;随访的内容包括疼痛评估和用药情况、同时开展患者教育和指导,建立医护和患者之间的互信,提高患者对医疗行为的依从性,关心患者家庭,体现医护的人文关怀,使患者的镇痛需要得到满足,得到持续、合理、安全、高效的镇痛治疗。

(2) 患者和家属宣教:在征服癌痛的过程中,应当长期坚持止痛知识宣传教育,争取患者及家属的理解和配合。应努力让患者和家属建立如下观念:积极主动的观念;忍痛有害无益的观念;疼痛可以控制的观念;规律服药的观念;寻求专科医师帮助和指导的观念。同时需要重视阿片类药物的成瘾性,告知患者阿片类药物引起"成瘾"的现象非常罕见;只要按照医嘱合理用药和调整剂量,口服止痛药尤其是缓释剂出现成瘾性是微乎其微的。宣教过程中还应该告诉患者和家属妥善放置药物,确保药物安全;重视药物的不良反应,定期与医护人员沟通和交流;及时调整治疗目标及治疗措施;做到应当定期复诊或遵医嘱随访。

第九节　抗肿瘤药物的耐药问题

一、影响肿瘤内科疗效因素

影响肿瘤内科疗效因素主要包括三个方面:(1) 机体因素,如个体对药物的代谢差异;(2) 药物因素,如药物种类、给药剂量和途径的不同;(3) 肿瘤因素,如肿瘤病理、大小及耐药性等,其中肿瘤耐药是治疗失败的关键因素。

二、肿瘤因素引起的耐药原因

肿瘤因素引起的耐药原因复杂,往往是多种因素对肿瘤细胞综合作用的结果,其主要原因也包括三个方面:(1) 药物靶标的突变或过表达;(2) 药物失去活性;(3) 细胞内药物减少等。

三、肿瘤耐药的分类

恶性肿瘤耐药有原发性耐药与获得性耐药之分,按耐药持续时间也有永久性耐药和暂时性耐药之分。另外,肿瘤的耐药一般以多药耐药为主,也是治疗失败的原因之一,如果肿瘤细胞同时对多种作用机制不同、结构不同的药物产生耐药,为多药耐药。肿瘤耐药往往是多种药物交叉发生,是目前肿瘤治疗面临的困难之一。

四、细胞毒药物耐药机制及对策

肿瘤耐药的原因复杂，其发生机制仍不是十分清楚，目前认为肿瘤细胞耐药性的产生是其治疗失败的重要原因之一，其原因可能是内在的也可能是外在获得的。如果肿瘤细胞初始治疗时即出现耐药性，我们称为内在性耐药，一般这种耐药是肿瘤细胞固有的，与外界环境无关；如果肿瘤细胞的耐药是逐渐获得的，其对药物的敏感性是逐渐降低的，我们认为这种耐药与外界因素有关，是获得性耐药。耐药的原因很多，一般认为与细胞的增殖状态、肿瘤微环境、遗传及药物本身等因素有关。在这些因素的影响下，肿瘤局部的微血管及渗透性下降，加上肿瘤异质性的影响，肿瘤细胞耐药不可避免。肿瘤耐药机制的复杂性和多样性使得每种药物的耐药机制不同，且每种药物对不同肿瘤的耐药性不同。有的表现为 DNA 的损伤，有的表现为细胞膜结构的破坏，有的表现为细胞膜转运功能的降低，有的表现为酶的破坏。

五、肿瘤细胞多药耐药性（MDR）

肿瘤细胞多药耐药性（MDR）是指肿瘤细胞对一种抗肿瘤药物产生抗药性的同时，对结构和作用机制完全不同的抗肿瘤药物产生交叉耐药性。MDR 产生的原因复杂，针对天然药物产生的 MDR 称为典型的 MDR，包括蒽环类和植物药，肿瘤细胞往往天然对这些药物产生交叉抗药性。多药耐药是肿瘤化疗失败的原因之一，也是目前肿瘤化疗急需解决的瓶颈，肿瘤细胞有多种不同途径产生 MDR。单个 MDR 细胞的产生可能存在多种机制参与，这些机制往往互相作用，增强肿瘤细胞抗药性。肿瘤多药耐药可能与细胞膜和细胞核两种途径有关，一种与细胞膜上的 P-糖蛋白、多药抗药相关蛋白及非多药抗药相关蛋白有关，导致细胞膜对药物的转运发生障碍；另一种主要与细胞质、细胞核内的拓扑异构酶Ⅱ（TopoⅡ）、蛋白激酶 C(PKC)、谷胱甘肽 S 转移酶 GST、金属硫蛋白等。这两种产生抗药性的途径中，最重要、最常用的是 P－gP 介导的多药抗药性，也称典型 MDR。

六、肿瘤逆转录剂的研究

在理论和临床实践中，主要通过 MDR 的逆转录剂和开发新抗癌药物来对抗肿瘤细胞产生的抗药性，但目前仍存在众多困难。由于 MDR 产生的原因十分复杂，近年来人们针对肿瘤细胞的不同耐药机制开展了一系列克服耐药的实验和临床研究。一般认为，对 P－gP 介导 MDR 有效的逆转剂，对 MRP、LRP 介导的 MDR 也可能有效，但也有其特异性逆转剂，因此以 P－gP 介导的 MDR 逆转剂研

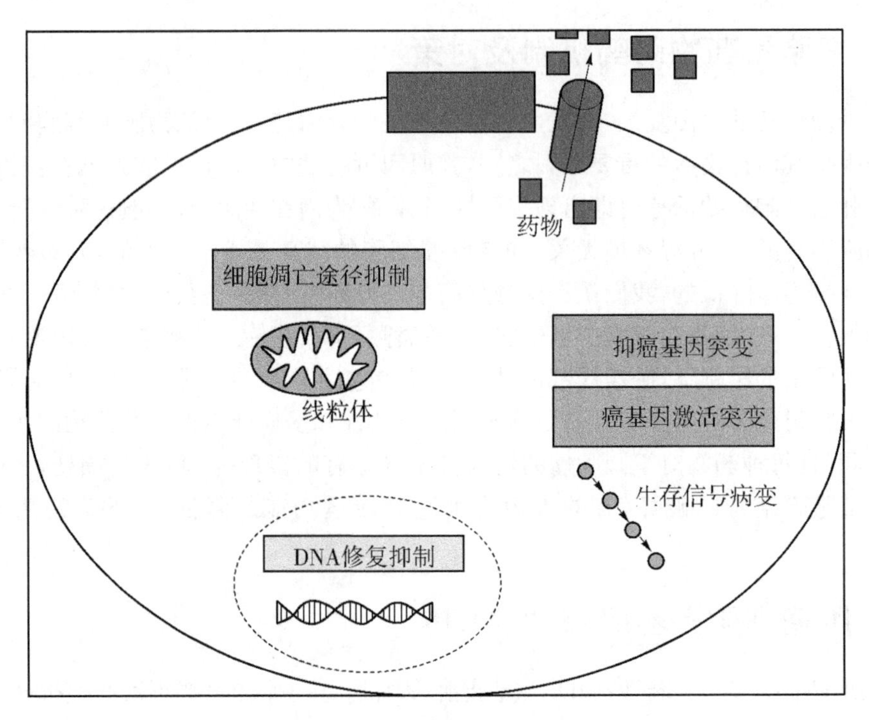

图 8-8 肿瘤耐药的一般机制

究报导最多。与 P-gP 有关的 MDR 逆转 研究表明逆转 P-gP 有关的 MDR 有以下途径:使用对 MDR 细胞敏感的药物;使用能抑制 P-gP 功能的药物;使用免疫治疗药物;抑制 MDR1 基因表达高剂量化疗。目前肿瘤逆转剂的研究主要分四类:(1) 第一代逆转剂(钙通道阻断剂、调钙素抑制剂、蒽环类、环孢素 A 等)。(2) 第二代 MDR 逆转剂,许多激素及激素类似物在体内外均能逆转 MDR,如托瑞米芬(toremifene)、PSC833(Valspodar) 。(3) 第三代 MDR 逆转剂。(4) 生物制剂逆转 MDR,如针对 P-gP 的单克隆抗体 MRK-16,JSB-1,HYB241 及针对 P-gP 高亲和力的短肽链等能特异地与 P-gP 结合并抑制其活性和功能,并有抗 P-gP/CD3 微型双功能抗体在体外试验中获得成功。细胞因子 HCT15、肿瘤坏死因子、干扰素对 MDR1 基因表达也有影响,可使 MDR-1 表达下调而逆转 MDR。还有学者在体外试验中用反义技术逆转 MDR 获得成功。但以上均未开展临床试验,动物试验研究证明多种 MDR 细胞株及其相应的敏感株研究表明 MDR 细胞株具有凋亡抗性。Robinson 等认为 P-gP 能延缓凋亡瀑布的现象。Johnstone 等(1999)研究指出 P-gP 除了作为药物外排泵外,另一功能是抑制 Caspase-3 和 Caspase-8 的激活,抑制大多数抗癌药物诱导细胞凋亡的核心通路——Caspase 依赖性细胞凋亡,而对 Caspase 非依赖性(线粒体依赖性)的细胞凋亡无影响。

第九章　恶性肿瘤的介入治疗基础

介入治疗技术是近些年兴起的一种有效的微创治疗手段。从出现到现在不过40多年的历史，自20世纪80年代引入我国，现已经在多个学科广泛开展，例如心血管、脑血管、肿瘤等领域。在肿瘤治疗领域，微创介入技术已经广泛开展，有时可以达到甚至超过外科手术治疗的效果。微创介入技术是基于影像学技术进步和肿瘤微创治疗技术的新一代治疗手段，也是“精准医学”和“微创医学”的强强联合，是现代微创手术治疗创新的代表，更是肿瘤治疗领域的重大革命。

肿瘤微创介入的概念：微创介入是指在医学影像设备的导引下，运用精细的介入器械（主要是各种穿刺针和纤细的导管、导丝），通过经人体皮肤穿刺或腔道开口导引导丝、导管或其他介入器械进入体内对肿瘤进行诊断与治疗，包括超选择药物灌注、靶血管栓塞、腔道扩张、引流、置入支架或直接穿刺肿瘤进行射频、消融等治疗。按照穿刺的途径不同，肿瘤微创介入可以分为非血管介入和血管介入。

一、非血管介入技术在肿瘤治疗中的应用

肿瘤介入治疗技术中，在影像学设备的导引下，应用微创穿刺技术，引导不同介入治疗器械的治疗极/治疗针准确穿刺到肿瘤靶区，再运用不同的物理或化学方法取出或杀死肿瘤细胞，包括穿刺活检、射频消融、化学消融、微波、冷冻、激光、纳米刀等技术手段。非血管肿瘤介入具有如下优点：

1. 操作者能通过实时成像技术直接观察手术全过程，利用精准微创技术进行物理或化学消融手术，原位消融或杀灭肿瘤。

2. 非血管肿瘤介入技术具有定位准确、创伤极小、手术时间短等外科手术无法比拟的优点。

3. 适应证范围广泛，患者耐受性好，可以使很多外科手术无法治疗的患者得到有效的救治。

4. 对于肿瘤部位靠近重要脏器或者血管神经的患者，可以在不伤害重要脏器和重要血管神经的情况下，顺利完成肿瘤消融。

5. 被杀死的肿瘤组织和细胞不需要被取出体外，体内的被灭活肿瘤细胞可以激活机体免疫系统产生特异性免疫，进一步提高机体的抗肿瘤能力，降低肿瘤复发

率(图 9-1,图 9-2)。

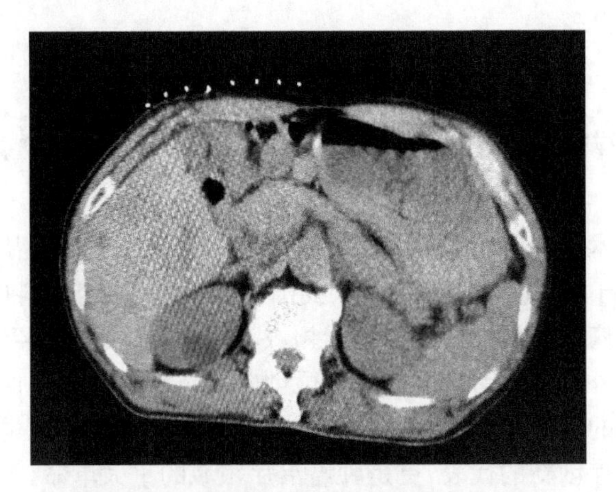

图 9-1　非血管介入肝转移癌的活检过程

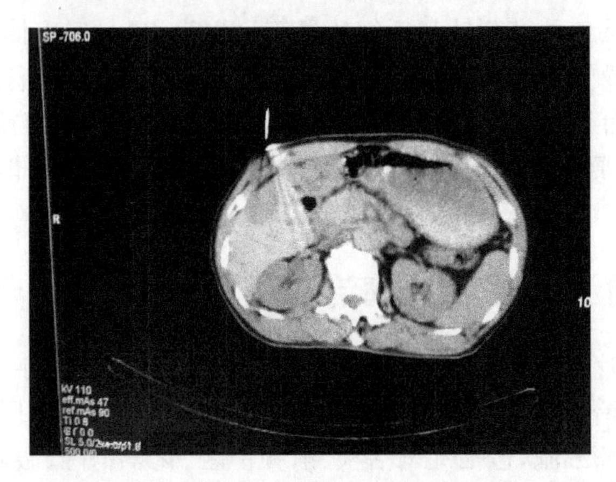

图 9-2　非血管介入肝转移癌的活检过程

二、经皮血管介入治疗技术在肿瘤治疗中的应用

利用 Seldinger 技术,在 DSA 引导下,经皮穿刺血管插入特制的导管导丝,通过导丝的引导,将导管插至病变部位进行诊断和治疗。其原理是将导管通过动脉超选择插入病灶血管通道,利用特殊物质进行栓塞、封堵血管,使肿瘤局部血流暂时或永久阻断,造成肿瘤部位缺血,从而达到“饿死”肿瘤的目的。或者将高浓度的抗肿瘤药物直接注入病灶血管内“杀死”肿瘤。也可以将抗癌药物和栓塞剂混制成混悬液,然后再一起注入靶动脉,达到既阻断供血,又可以使药物停留于肿瘤区,使肿瘤组织被“杀死”“饿死”。微创介入区别于传统的肿瘤内科治疗或外科治疗的最

大优点是靶向性好、针对性强和局部治疗浓度高，具体体现在以下几个方面：

1. 创伤轻微　大多数的微创介入皮肤创口小于 5 mm，对身体的损伤微小，愈合时间短而不留瘢痕。

2. 并发症少　由于具有良好的定向性，使得介入治疗的损伤轻微，其并发症可以降到非常少的范围。

3. 可重复性强　微创介入治疗因具有创伤小、并发症少等优点，可以在一定时间内以同一种方法进行多次相同的检查和治疗。

4. 简单易行　介入治疗创伤小、操作相对简单，所有的操作均能在较短的时间内完成，患者行动受影响较小。

5. 费用低　介入治疗操作器械简单，一般局麻下就可完成，可以节省大部分的医疗费用，又能缩短治疗周期。

6. 综合性好　与其他临床治疗可协同进行，可与其他疗法同时综合进行（图 9－3，图 9－4）。

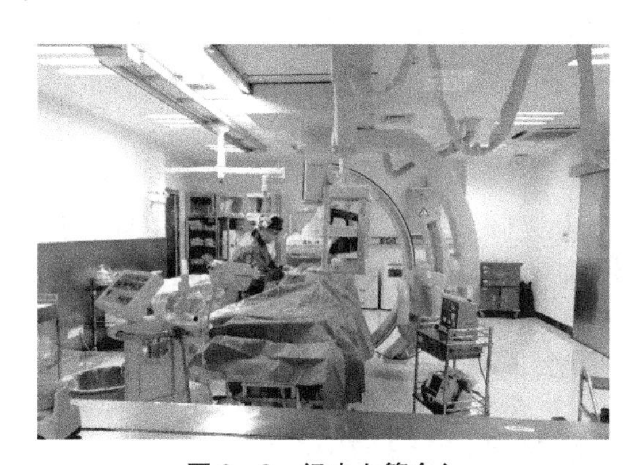

图 9－3　经皮血管介入

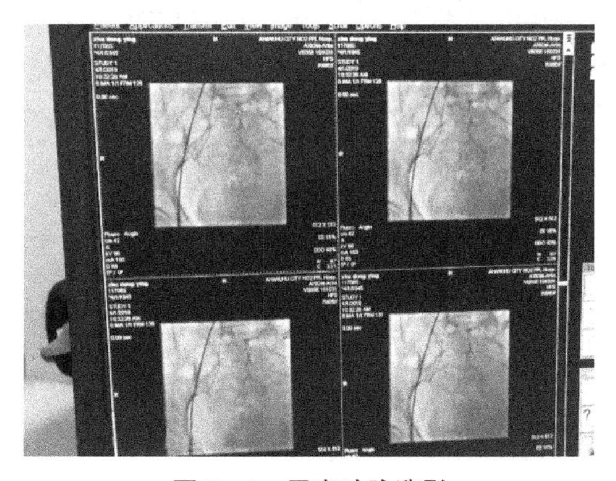

图 9－4　子宫动脉造影

第十章 恶性肿瘤的中医中药治疗

中医中药是祖国医学的宝贵财富，具有悠久的历史，是我国人民同疾病长期作斗争的经验总结，是我国人民对世界医学的巨大贡献。

中医认为恶性肿瘤主要是正气不足和邪毒内盛所致，正气不足则致使气血阴阳盛衰，邪毒内盛则导致癌毒、痰淤、湿浊等多种病理变化，它们互相结合在一起导致一类多因素的、整体失衡的病变。因此，和西医不同，中医则强调整体，立足于改善内环境，同时也吸收了许多现代医学的观点，采用一些植物类、矿物类的抗癌药物。中医药在延缓肿瘤发展、控制肿瘤的增长速度、使患者长期带瘤生存、延长寿命等方面具有很大的优势。中医中药已经成为治疗肿瘤不可或缺的手段之一。目前认为中医中药在治疗肿瘤方面主要有以下几个方面的作用。

一、中药对肿瘤的直接杀伤作用

现代医学已经证明，在肺癌、肝癌等肿瘤的治疗中，中药康莱特注射液及艾迪注射液均有一定疗效，流式细胞仪技术更是证明部分中药如人参等可以直接阻止细胞的有丝分裂。在病人身体允许的情况下，利用中药进行攻邪消癌、化痰散结、活血化瘀，杀灭肿瘤细胞，促进肿瘤缩小。

二、中药能提高机体的免疫功能

有动物实验表明，中药能提高小鼠 NK 细胞和 TNF 含量，在肿瘤周边出现淋巴细胞、单核细胞聚集，导致癌细胞出现离散变性坏死等变化。补气养血、滋阴补阳、补肾益肝等中药大多具有很好的正性免疫调节作用。人参、贞芪扶正胶囊、芪珍胶囊等中药都有显著的促进免疫作用。

三、减轻放化疗毒副反应

临床实践已经证明，在放化疗的同时，配合中药口服，则能减轻这些不良反应，提高患者对放化疗药物的耐受剂量。

四、对放化疗的增效增敏作用

临床试验发现，部分中药与化疗药物合用，能增强放疗或化疗药物的疗效，对放化疗有增效增敏作用。如果以茯苓提取物(多糖)与环磷酰胺合用,肿瘤明显受到抑制,有明显的增效。因此放化疗期间,配合服用部分中药,对促进肿瘤的康复,提高治疗效果很有帮助。

五、预防肿瘤复发和抗转移作用

肿瘤患者经过手术或放化疗,已经将肿瘤细胞杀灭至 10^6 水平以下,但仍有部分微转移灶不能彻底根除,易导致复发。如能同时联合中药就能很好地激活体内NK 细胞等的杀伤肿瘤作用,达到防止转移和复发的目的。

六、改善患者生活质量

中晚期肿瘤患者由于不能进食、疼痛、呼吸困难等原因,导致生活质量极差,支持治疗仅可部分缓解症状,如同时配合中药服用,可以减轻上述症状,显著提高患者生活质量,延长患者的生存期。

第十一章　肿瘤患者的随访

随访是肿瘤综合治疗的重要组成部分，规范的随访可以及时发现肿瘤是否存在复发可能，及时给予治疗。随访可以是医务人员的电话随访或上门家访，也可以是患者进行门诊或住院检查，随访的目的主要有如下几点：

1. 及时发现肿瘤是否复发或转移，有部分肿瘤发现复发和转移后如果能及时进行适当的治疗仍然能够取得较好的疗效，如肠癌术后单发的肺或者肝转移、胃癌术后局部吻合口复发、乳腺癌术后出现胸壁局部复发等均能再次行手术治疗，达到较好的疗效。

2. 进行临床研究，评价、比较恶性肿瘤不同治疗方法的疗效，为治疗方案的改进提供科学依据。

3. 随访能够促进医患关系协调发展，对病人有心理上的支持和治疗作用。

随访应有一定的制度，包括规范的随访时间和随访内容。

随访的时间：出院后第 1 年，在出院后 1 个月进行第 1 次随访，以后每 3 个月进行 1 次。第 2 年，每 3～6 个月进行 1 次；第 3～5 年，每半年进行 1 次随访；5 年以后每年进行 1 次随访，直至终生。

随访的内容：随访的内容根据不同肿瘤而有所不同，主要包括：一般健康状况、全身浅表淋巴结检查、肿瘤切除后切口情况、局部和区域淋巴结是否复发，专科检查、手术部位和易转移部位的影像学检查，有时需进行全身影像学检查及血常规、血生化、肿瘤标志物等。

第二编 宫颈癌的诊治策略

第十二章　宫颈癌概论

宫颈癌是最常见的子宫恶性肿瘤，其发病率占子宫恶性肿瘤的70%以上，也是妇科常见的恶性肿瘤，发病率在妇科恶性肿瘤中仅次于乳腺癌，约占妇科恶性肿瘤的第二位，长期以来已成为严重威胁女性身体及心理健康的重要杀手之一。近年来，随着生活方式和健康观念的转变，宫颈癌的发病率和死亡率在欧美发达国家和我国已有下降趋势，但在一些经济落后国家和地区女性中仍然居高不下。在发展中国家，妇女经济文化水平低下，不健康的生活方式、性健康长期不受重视、早婚、性乱等的存在，宫颈癌仍是导致女性癌症高发和死亡的主要肿瘤之一，故提高宫颈癌的预防和治疗水平仍是各国卫生行政部门和广大卫生工作者的长期而艰巨的任务。

第一节　与宫颈癌有关的临床基础

一、宫颈与子宫体的关系

宫颈是子宫的重要组成部分，其上接子宫体，下接阴道，前界与膀胱和阴道前壁相邻，后接直肠，两侧为骨盆侧壁，宫颈四周环绕子宫韧带和输尿管等结构。正常情况下子宫位于骨盆腔的中央，分为宫体和宫颈两部分，宫颈位于子宫的最下端，长2.5～3 cm，上下分别通过宫颈内口和外口与子宫腔和阴道相通。阴道上端环绕宫颈一圈形成阴道穹隆，阴道穹隆以上的宫颈通过子宫峡部延续于子宫体，阴道穹隆以下的宫颈称为宫颈阴道部。在阴道穹隆的后部，宫颈通过腹膜反折与直肠相连，形成子宫直肠窝，为人体腹盆腔最低的地方，也是临床上进行后穹隆穿刺的部位。通常子宫体位于骨盆入口平面以下前倾位，而宫颈则向后，宫颈与子宫体之间形成一个前倾前屈的钝角，子宫体与宫颈连接处为一狭窄部分，称为子宫峡部，宫颈的下端在坐骨棘平面稍上。子宫圆韧带把子宫固定前倾前屈位，子宫骶骨韧带从宫颈上面的后侧向后通过直肠的两侧与第二、第三骶椎前面的筋膜相连，把宫颈固定向后上，宫颈峡部和膀胱之间疏松的腹膜反折形成膀胱子宫陷凹，阴道上端的宫颈通过结缔组织与膀胱三角相连。阴道上端前壁靠近宫颈处有一横沟，是宫颈阴道部与膀胱交界处，称为膀胱沟，是经阴道手术切开阴道前壁的重要标志。宫颈阴道上段为一梭形管道，又称为宫颈管，其四周分别被膀胱、子宫主韧带和盆腔腹膜相连。子宫主韧带内有子宫动静脉的分支、阴道上部静脉丛和输尿管盆部穿行。输尿管盆部先向前分别穿过子宫主韧带和子宫阔韧带，在膀胱宫颈韧带内距离宫颈内口水平 2～2.5 cm 处，在子宫动脉后下方穿过子宫动脉，继续向前到达阴道前面，并穿过膀胱宫颈韧带和结缔组织围绕形成的输尿管隧道进入膀胱底部。输尿管和子宫动脉之间的关系复杂，宫颈癌时易侵犯输尿管，是输尿管损伤最易发生的地方，因此行宫颈癌根治术时，应小心操作，防止输尿管损伤。

二、宫颈的血供

宫颈的血液供应主要有子宫动脉下支和阴道动脉，两者均来源于髂内动脉，其中子宫动脉在宫颈内口水平跨越输尿管分为上、下两支，下支为宫颈-阴道支，与阴道动脉一起参与宫颈部和阴道上段的血液供应。进行介入栓塞时，为保存子宫的血液供应，最好能超越至子宫动脉下支。宫颈的静脉血主要回流至髂内静脉，主要由子宫静脉下支和蔓状静脉丛共同收集宫颈部和阴道上段的静脉血。宫颈癌手术时，处理宫旁组织和血管时，应尽量避免损伤输尿管。

三、宫颈淋巴回流

分为侧、后和前等三个主干，分别收集宫颈及盆腔的淋巴回流，最终回流至髂内、髂外、髂总和腹主动脉旁淋巴结，宫颈癌极易出现淋巴结转移，宫旁的区域淋巴结均是宫颈癌的前哨淋巴结，行宫颈癌手术时，应进行前哨淋巴结探查，确定其病理是否阳性，阳性者应行放射治疗为主的综合治疗，而如果为阴性，则行手术为主的综合治疗。

四、宫颈的神经

上腹和下腹(骶前)神经丛分布于宫颈下段和两侧宫颈上部，构成宫颈的感觉神经丛，进行感觉传导，该感觉神经丛在宫颈后部较多，L_4-S_3 发出的副交感神经也有神经分布于宫颈。

五、宫颈的组织结构

宫颈质地坚硬，主要由结缔组织、平滑肌和血管组成，由外向内分为外膜、肌层和黏膜。宫颈黏膜主要由上皮和固有层组成，上皮层由两部分构成，阴道部分为复层鳞状上皮，宫颈管内膜部分为柱状上皮，两者之间交界处称为移行带，是肿瘤的好发部位。

1. 宫颈间质　主要由纤维结缔组织构成，包含少量弹力纤维和平滑肌组织。行阴道镜检查时，当宫颈表面被覆的上皮较薄时，可衬托出间质毛细血管的变化和结构，也可观察到间质中毛细血管襻及其之间的距离、走向的改变。

2. 复层鳞状上皮　宫颈阴道部与阴道黏膜相似，均由非角化的复层鳞状上皮覆盖。由三层细胞组成：基底层、棘细胞层、不全角化层（或称浅表层）。这三层所包含的细胞有 15～50 层，可随着卵巢功能和雌激素水平的高低而发生变化。

3. 柱状上皮　宫颈管具有分泌黏液的功能，主要是由于其腔面由单层柱状细胞组成，这些柱状细胞的成分复杂，包含有分泌黏液的分泌细胞，还有能促进黏液排出的纤毛细胞，以及大量具有双向分化潜能的储备细胞。这些储备细胞分化程度比较低，分裂能力强，一旦宫颈管柱状上皮受损，储备细胞具有分化为柱状细胞和鳞状细胞的功能，很快修复宫颈上皮组织。长期的慢性炎症刺激，单层柱状上皮内的储备细胞更多的分化成复层鳞状细胞，导致宫颈的鳞状上皮化生，逐渐发展成恶性肿瘤。

4. 宫颈移行带　宫颈管主要由大量具有分泌黏液功能的柱状上皮构成，而从宫颈外口开始，宫颈阴道部主要由复层鳞状上皮构成，两者分界处清晰，称为宫颈移行带。随着年龄的增长，宫颈移行带逐渐向宫颈管内移动，这种移行带的变化始于初次月经，主要包括鳞状上皮化和鳞状上皮化生，受内分泌、病理因素等影响。由于移行带的内移多是外界刺激和内分泌变化引起，因此宫颈移行带也是宫颈上皮内瘤变和癌的好发部位，阴道镜检查和细胞学检查必须重点观察。

第二节　宫颈癌的流行病学及病因

一、流行病学因素

1. 流行趋势　由于有计划地开展宫颈癌的普查工作，近 50 年以来，发达国家和发展中国家的宫颈浸润癌的发病率均普遍呈下降趋势，但在有些欠发达国家和地区妇女中其发病率高居第 1 位。各国流行病学资料表明，虽然 20 世纪 70 年代宫颈癌发病率下降明显，但是 80 年代中期下降趋势在所有的年龄组中都有明显延缓。有实验证实可能与年轻患者过早感染高危型 HPV 导致宫颈癌开始增加有关。

2. 年龄与种族　在大多数妇女中,宫颈浸润癌的发病率在20～50岁增长较快,大于50岁上升幅度变缓,小于20岁其发病率是很低的。但近年有所改变,其发病有逐步年轻化的趋势。其产生的原因可能是:

(1) 初次性交年龄过早及性混乱导致宫颈癌的危险性增高。

(2) 年轻妇女HPV感染率明显上升,尤其是高危HPV16型和HPV18型的感染增加;另外有流行病学显示,在一些欠发达地区的族群中,如非洲黑人的宫颈癌发病率明显高于其他族群,这可能与经济状况有关。

3. 地理因素　统计结果提示,宫颈癌发病率最高仍在发展中国家,在亚非拉等落后国家和地区,统计发现宫颈癌的发病率仍居高不下。我国宫颈癌的地理分布主要是山区高于平原,农村高于城市,中部地区最高。这可能与对性行为所持的态度及经济因素有关。

二、病因

宫颈癌的病因目前不明确,流行病学调查与实验研究大致认为与下列因素有关。

1. 病毒感染　与人类宫颈癌发生有关的病毒主要是HPV病毒,它属于乳多空病毒科的乳头瘤空泡病毒A属,是一种球形DNA病毒,易感染人类。该病毒只侵犯人类,人类表皮和黏膜鳞状上皮是该病毒主要感染区域,已分离出超过130种,分为皮肤和黏膜低危、高危组,其中高危型HPV持续感染危害最大,是宫颈癌的主要危险因素。90%以上的宫颈癌伴有高危型HPV感染。其主要类型有HPV1、HPV2、HPV6、HPV11、HPV16、HPV18、HPV31、HPV33及HPV35型等,与宫颈癌密切相关的可能是HPV16和HPV18型。它有针对HPV感染的3种HPV疫苗获得了批准并且应用到临床:二价HPV颗粒疫苗(2vHPV),四价HPV颗粒疫苗(4vHPV)和九价HPV颗粒疫苗(9vHPV),这3种疫苗可以阻止HPV感染人类的宫颈、阴道、外阴和肛门上皮组织,从而阻止病变的发生,应用疫苗宫颈癌的发病率已有明显降低。

2. 性行为　早婚及过早性行为可增加患宫颈癌的风险。初次性交年龄与宫颈癌的发病率密切相关,性交时间越早,其发病率越高。流行病学研究提示,性行为混乱者,多性伴的妇女,患宫颈癌的危险性明显较性伴单一的妇女高。一般认为,过早性交与性行为紊乱时,可增加宫颈创伤及感染几率,同时由于宫颈处于鳞状上皮化生时期,对致癌因素较为敏感有关。男性在多性伴及性紊乱时,其性伴宫颈癌的发病率升高。一般认为男性感染HPV后,易传染至其婚内或婚外性伴侣,导致其配偶或婚外性伴侣更容易罹患宫颈癌。另外,男性包皮过长或包茎时,包皮垢不易清除,与细菌作用后极易转变为致癌物质。因此,有高危性行为、包茎包皮过长的男性,使用避孕套能减少阴茎直接接触女性的宫颈,从而阻断 HPV 感染的机会,导致宫颈癌的发病率降低。

3. 多孕多产 由于妊娠时孕妇身体发生明显改变,尤其是内分泌功能和免疫功能变化较大,主要表现雌孕激素升高,机体免疫力降低,HPV 感染机会增多,在免疫力低下时 HPV 病毒毒力增强,导致妊娠期妇女更易感染 HPV,随着妊娠的发展发病率逐渐升高,尤其 HPV 高危亚型升高更为明显。一般认为,由于孕期宫颈转化区外移,多次妊娠导致转化区反复变动;同时分娩导致宫颈不同程度的损伤,转化区活跃的细胞逐渐从正常细胞向不典型增生转化,且不典型增生的程度由轻度转化为重度,如果病因持续存在,重度不典型增生可发展为原位癌,最后导致浸润癌。

4. 社会经济地位及生活习惯 宫颈癌多发生在社会经济地位低下的妇女,在经济欠发达地区和国家,女性的地位低下,卫生习惯差,针对女性的性侵犯较多,导致宫颈损伤等因素增加,经济条件差的妇女妇科检查也比较少。不同的生活习惯也可能影响宫颈癌的发病率差异,有吸烟习惯的妇女患宫颈癌的机会比不吸烟的多,长期免疫功能低下,受不良精神因素刺激与宫颈癌的发生也有关。

5. 遗传因素 流行病学研究表明,宫颈癌的发病率存在家族聚集性,患者的一、二级血亲患病比例明显高于正常人群,提示宫颈癌具有一定的遗传易感性。有证据表明,survivin、HLA 基因、RASSF1A 基因、MI 等均与宫颈癌发生、发展有关。

6. 其他因素 有流行病学研究显示,在长期口服避孕药的女性人群中,HPV 感染的发病率明显高于没有使用口服避孕药的妇女,宫颈癌的发病率也明显高于普通人群。有研究提示,口服避孕药的主要成分类固醇性激素被证实能导致癌变,因此口服避孕药可能是宫颈癌的致癌因素之一。另外有流行病学调查显示,营养失衡,硒、锌等微量元素的缺乏,抗氧化维生素 A、维生素 C、维生素 E、叶酸等可能是宫颈癌潜在的危险因素。真菌感染、包皮垢等也与宫颈癌的发生有协同性。

第三节 宫颈癌的病理

宫颈癌的病理组织学分类如表 12-1 所示。

表 12-1 WHO 宫颈肿瘤病理组织学分类及编码(2014)

分类				编码
上皮肿瘤				
鳞癌和前驱病变				
	鳞状上皮内病变			
		低级别鳞状上皮内病变		8077/0
		高级别鳞状上皮内病变		8077/2
	鳞状细胞癌,非特殊型(NOS)			8070/3
		角化型癌		8071/3
		非角化型癌		8072/3
		乳头状鳞癌		8052/3
		基底样癌		8083/3
		湿疣性癌		8051/3
		疣状癌		8051/3
		鳞状-移行细胞癌		8120/3
		淋巴上皮瘤样癌		8082/3
良性鳞状上皮病变				
	鳞状化生			
	尖锐湿疣			
	鳞状上皮乳头状瘤			8052/0
	移行细胞化生			
腺癌和前驱病变				
	原位腺癌			8140/2
	腺癌			8140/3
		宫颈腺癌,普通型		8140/3
		黏液性癌,非特殊型(NOS)		8480/3
			胃型	8482/3
			肠型	8144/3
			印戒细胞型	8490/3
		绒毛管状腺癌		8263/3
		子宫内膜样癌		8380/3

续表 12－1

		透明细胞癌	8310/3
		浆液性癌	8441/3
		中肾管癌	9110/3
		混合性腺癌-神经内分泌癌	8574/3
良性腺上皮肿瘤和瘤样病变			
	宫颈息肉		
	苗勒上皮乳头状瘤		
	纳氏囊肿		
	隧道样腺丛		
	微腺体增生		
	小叶状宫颈腺体增生		
	弥漫性层状宫颈管腺体增生		
	中肾管残余和增生		
	阿斯反应		
	宫颈管内膜异位		
	子宫内膜异位		
	输卵管子宫内膜样化生		
	异位前列腺组织		
其他上皮肿瘤			
	腺鳞癌		8560/3
		毛玻璃细胞癌	8015/3
	腺样基底细胞癌		8098/3
	腺样囊性癌		8200/3
	未分化癌		8020/3
神经内分泌肿瘤			
	低级别神经内分泌肿瘤		
		类癌	8240/3
		非典型类癌	8249/3
	高级别神经内分泌癌		

续表 12 - 1

		小细胞神经内分泌癌(小细胞癌)	8041/3
		大细胞神经内分泌癌	8013/3
间叶肿瘤和瘤样病变			
良性			
	平滑肌瘤		8890/0
	横纹肌瘤		8905/0
	其他		
恶性			
	平滑肌肉瘤		8890/3
	横纹肌肉瘤		8910/3
	腺泡状软组织肉瘤		9581/3
	血管肉瘤		9120/3
	恶性外周神经鞘瘤		9540/3
	其他肉瘤		
		脂肪肉瘤	8850/3
		未分化宫颈肉瘤	8805/3
		尤因肉瘤	9364/3
	瘤样病变		
		手术后梭形细胞结节	
		淋巴瘤样病变	
混合性上皮-间叶肿瘤			
	腺肌瘤		8932/0
	腺肉瘤		8933/3
	癌肉瘤		8980/3
黑色素肿瘤			
	蓝痣		8780/0
	恶性黑色素瘤		8720/3
生殖细胞肿瘤			
卵黄囊瘤			

续表 12-1

淋巴和髓系肿瘤	
淋巴瘤	
髓系肿瘤	
继发性肿瘤	

最多见的是鳞状细胞癌和腺癌，其中鳞癌占95%以上。

第四节　宫颈癌的分期

绝大多数肿瘤目前采用的是TNM分期，但妇科肿瘤由于大部分患者发现时已是晚期，不能手术，因此TNM分期的实用性反而不如FIGO分期，目前采用的是国际妇产科联盟(FIGO)宫颈癌临床分期标准2009版，但是术后分期应与TNM分期结合，一旦有区域淋巴结转移就应归于Ⅲb期以上。妇科检查是FIGO临床分期最重要的手段。临床分期需要2名高级职称妇科医师决定，分期一旦确定，治疗后不能轻易改变，除非区域淋巴结转移较多，可以进行分期修正(表12-2)。

表12-2　宫颈癌FIGO 2009分期如下

Ⅰ：肿瘤严格局限于宫颈(扩展至宫体将被忽略)
ⅠA：镜下浸润癌。间质浸润≤5 mm，且水平扩散≤7 mm ⅠA1：间质浸润≤3 mm，且水平扩散≤7 mm ⅠA2：间质浸润>3 mm，但≤5 mm，且水平扩展≤7 mm ⅠB：肉眼可见病灶局限于宫颈，或临床病灶>ⅠA期 ⅠB1：肉眼可见病灶最大径线≤4 cm ⅠB2：肉眼可见病灶最大径线>4 cm
Ⅱ：肿瘤超过宫颈，但未达骨盆壁或未达阴道下1/3 ⅡA：无宫旁浸润 ⅡA1：肉眼可见病灶最大径线≤4 cm ⅡA2：肉眼可见病灶最大径线>4 cm ⅡB：有明显宫旁浸润，但未扩展至盆壁 Ⅲ：肿瘤扩展到骨盆壁和(或)累及阴道下1/3和(或)引起肾盂积水或肾无功能者
ⅢA：肿瘤累及阴道下1/3，没有扩展到骨盆壁 ⅢB：肿瘤扩展到骨盆壁和(或)引起肾盂积水或肾无功能
Ⅳ：肿瘤侵犯邻近器官(膀胱及直肠)或肿瘤播散超出真骨盆
ⅣA：肿瘤侵犯膀胱或直肠黏膜(活检证实)，泡状水肿不能分为Ⅳ期 ⅣB：肿瘤播散至远处器官

第五节　宫颈癌的转移

宫颈癌早期症状不明显，起病隐匿，不易发现，随着病情的变化进展，进入中晚期时症状明显。宫颈癌到了中晚期容易出现多处器官的转移，引起不同的症状，给病人带来疼痛及各种不适，甚至危及生命。其转移方式也是常见的直接蔓延、淋巴结转移和血行转移，其中直接蔓延在早期为其主要转移方式。

一、直接蔓延

直接蔓延是宫颈癌最常见的扩散形式。肿瘤可直接顺组织间隙蔓延或循淋巴管浸润，而侵犯周围邻近的组织和器官，引起相应症状。

1. 肿瘤自宫颈管内向上侵犯至宫体，引起子宫增大，子宫出血，并通过子宫体侵犯周围器官。

2. 向下向外侵犯到阴道穹隆及阴道壁，通常前阴道壁较后壁受侵为早。有时癌细胞可侵犯阴道黏膜下呈间隔状的淋巴组织播散，出现离宫颈较远的孤立转移灶。

3. 肿瘤向两侧蔓延至盆壁和子宫旁组织，肿瘤一旦穿破宫颈肌膜，即可沿宫旁疏松组织迅速扩散，侵犯至主韧带、骶韧带，甚至盆壁组织。当浸润或压迫输尿管，引起梗阻时，可导致肾盂输尿管积水。

4. 侵犯邻近器官，晚期宫颈癌可分别向前向后侵犯膀胱及直肠。由于膀胱与宫颈更加接近，往往先侵犯阴道前壁并累及膀胱，向后先穿破阴道直肠隔，进一步累及直肠。

二、淋巴转移

肿瘤局部浸润入淋巴管后形成瘤栓，随淋巴液回流进入区域淋巴结，顺淋巴回流进行扩散。淋巴转移最多见的是一级组淋巴结，包括宫颈旁、宫旁、髂内、髂外、髂总、闭孔、骶前淋巴结；其中转移最多的淋巴结是闭孔、髂内、髂外和髂总淋巴结，其次为宫颈旁和宫旁淋巴结。二级组淋巴结转移较少见，包括腹股沟深、浅淋巴结、腹主动脉旁淋巴结。

三、血行转移

发生在中晚期，其中腺癌、小细胞癌血行转移较早，可转移至全身多处组织和器官，肺、肝、肾、脊柱等处转移多见。

第十三章　宫颈癌的临床表现与诊断

第一节　宫颈癌的临床表现

早期宫颈癌多无明显症状，或仅有类似宫颈炎的表现，表现为阴道流液增多，常易忽视。颈管型患者因肿瘤内生增长，宫颈外观正常易漏诊或误诊。随病变发展，其病情越晚，随着肿瘤侵犯的程度和范围不同，患者出现的临床症状也越明显。

1. 阴道出血　早期多为接触性出血，常为性交后或妇科检查后阴道流血，宫颈癌患者中超过80%有阴道出血症状，尤其是绝经后出血者更应该引起重视。开始出血时量比较少，且不规则，常自行停止，然后再次出现。中晚期为不规则阴道流血，出血量可因为侵及间质内血管情况和病灶大小而不同，如侵犯大血管可引起大出血。年轻患者也可表现为经量增多、经期延长，易误认为功能性子宫出血而被忽视。老年患者常因为年龄大、害羞等原因，易误认绝经后不规则阴道流血为阴道炎症。一般内生型出现下腹坠胀较多，而阴道出血较晚，外生型因无外压等因素，较早出现阴道出血症状，出血量多。

2. 阴道排液　多数患者有阴道排液，常表现为白带增多，偶有血性，开始表现为浆液性或黏液性，可稀薄如清水样或米泔水状，或有腥臭。晚期患者常伴有局部感染存在，以及癌组织坏死，可出现大量脓性恶臭或米汤样白带。

3. 疼痛　肿瘤侵犯宫旁组织时，最初只有坠胀感，随着肿瘤增大压迫症状加重，出现持续性钝痛，侵犯腹膜时出现腹膜刺激症状，剧烈腹痛。如果压迫盆底或盆壁压迫神经时，可出现持续性腰疼，随着压迫加重，出现下肢放射性疼痛。压迫输尿管出现肾积水时，可有酸胀及钝痛。

4. 泌尿系症状　如果肿瘤向前侵犯膀胱时，可出现血尿、尿频、尿急等尿路刺激症状，甚至会压迫膀胱尿道开口，出现排尿困难或尿闭，如果肿瘤坏死过多，会形成膀胱阴道瘘，患者会不断出现阴道排液，排尿不受控制及逆行尿路感染，生活质量极差。

5. 肾功能损害　如果宫颈旁肿瘤组织压迫输尿管时，会出现肾盂积水，如果不及时行输尿管支架、内涵管置入、经肾外引流术，患者会出现肾功能损伤，继而出现尿毒症。

6. 消化道症状　肿瘤向后侵犯直肠时，会出现直肠刺激症状，如里急后重，便血、黏液便等，随着肿瘤进展，可能会出现直肠阴道瘘。

7. 晚期症状 可有贫血、体温升高、厌食、恶病质等全身衰竭症状。如果发生远处转移，随着转移部位的不同，出现不同的症状。如肺转移出现胸痛、咳嗽、咯血等症状，脑转移出现颅内高压症状，骨转移出现相应部位剧烈疼痛等。

第二节 宫颈癌的诊断

一、一般检查

应全面详细询问病史及全面体检了解全身各系统功能状况，尤其应该注意检查浅表淋巴结，宫颈癌浅表淋巴结转移多见于腹股沟淋巴结和锁骨上下、颈部淋巴结，如果存在淋巴结增大，固定融合，应进行淋巴结活检或穿刺细胞学检查。

二、妇科检查

1. 视诊 视诊包括外阴和通过阴道窥器观察阴道和宫颈，应注意外阴各部位有无癌侵犯和异常情况。通过窥器观察宫颈肿瘤的位置、范围、形状、体积及周围组织情况。原位癌及早期浸润癌可无明显肉眼病灶，随病情发展可出现不同体征。外生型宫颈癌可呈现息肉状、菜花状赘生物，表面伴感染及肿瘤出血；内生型宫颈癌外观不明显，仅表现为宫颈管膨大、宫颈肥大、质硬；晚期癌组织形成溃疡或空洞伴恶臭。侵犯阴道壁时，可见阴道壁赘生物。

2. 触诊 肿瘤质地、侵犯范围及与周围组织关系，需通过触诊来确定。触诊应由外而内，注意肿块范围、大小、硬度、活动度等，再检查子宫附件部位有无肿块、增厚及压痛等，需注意肿块与宫颈之间的关系。外生型宫颈癌常伴感染，肿瘤质脆易出血，阴道壁受累时，阴道壁变硬。双合诊检查之后再做三合诊检查，主要了解宫旁及周围组织器官有无浸润和侵犯。如果宫旁组织受累，双合诊、三合诊可扪及宫颈旁组织明显增厚、结节状、质地硬，且与周围组织不易区分或形成冰冻状盆腔。

三、阴道、宫颈细胞学涂片

是发现早期宫颈癌筛查的主要手段，体检及防癌普查中已广泛应用。目前临床上主要有巴氏涂片液基薄片等。在取材及制作标本时，应排出干扰，尽量提高阳性率。

四、组织学检查

取得活体组织进行病理和免疫组化检查是宫劲癌诊断的金标准。根据获取组织的难易程度不同，分为咬取法、切取法、宫颈管内刮片法以及宫颈锥形切除法。活检取得标本时，应尽量去除坏死部分，并减少对组织的挤压，以免破坏组织，尽可能获得阳性结果。活检的标本如果诊断结果为阳性时，应补充行免疫组化检查，必要时可以行基因检测。

五、内镜检查

阴道镜检查可以发现早期宫颈癌，确定病变部位，进一步提高活检的阳性率。宫腔镜检查可以发现肿瘤向子宫体和腔内蔓延情况，为确定治疗方式提供帮助。如果同时伴有血尿等症状，怀疑膀胱有累及时，应行膀胱镜检查予以明确。怀疑向后侵犯，直肠受累时，应行直肠镜检查明确。

六、影像学检查

1. 宫颈癌的超声诊断　通常为B超检查，通过对腹部、经阴道或直肠等途径，可以显示腹盆腔的情况，了解有无肿块、肿块的位置、囊实性、肿块周围组织浸润情况、有无腹盆腔积液等。

2. CT检查　推荐进行增强CT检查，可以发现肿块组织强化，肿块是否侵犯周围组织以及远处转移情况，为肿瘤分期提供依据。但CT检查不易与炎症等进行区分，对宫旁累及情况的判断较差。复查时可以行平扫CT，减轻患者经济负担。

3. MRI检查　初次检查推荐增强MRI检查，相对于CT，MRI在确定肿瘤大小、有无宫旁浸润，有无周围组织侵犯方面具有优势，且MRI软组织分辨率高，更易为肿瘤分期提供依据。在评价区域淋巴结方面，MRI能清晰显示淋巴结大小，具有很大优势。

4. PET-CT　PET-CT以功能成像为主，结合解剖显像，机器不发射线，只是采集射线，一次检查能够显示全身，检查之前给人体注射含同位素18F－FDG的葡萄糖类似物，而人体正常组织和肿瘤组织对18F－FDG的摄取不同。PET-CT对肿瘤病灶、淋巴结及远处转移病灶均能清晰显示，其缺点是费用太高，难以作为一种普通手段。

5. 静脉肾盂造影　可以了解肾盂积水情况，同时了解肾脏排泄功能，在晚期宫颈癌或治疗后复发的宫颈癌诊断中有一定价值。

6. 血管造影　一般和术前或放疗前新辅助化疗同时进行，采用sedlinger技术，经股动脉插入导管，在导丝的配合下，超选择至子宫动脉，高压注射入造影剂进行造影，一般肿瘤血管丰富，造影剂显影明显，可以为化疗药物灌注和子宫动脉栓塞提供指导，为肿瘤的综合治疗提供帮助。

第十四章 宫颈癌的治疗与分期的关系

第一节 早期宫颈癌(ⅠA～ⅡA期)治疗方式的选择

早期宫颈癌一般指无宫颈旁浸润、无远处转移、可手术的宫颈癌，主要指分期在ⅠA～ⅡA期的肿瘤。

1. 宫颈镜下浸润癌(ⅠA期) 其分期需要对切缘阴性的锥切活检标本进行细致的病理检查。

ⅠA期
- ⅠA1期(如淋巴脉管间隙受侵，需行盆腔淋巴结切除术)
  - (1) 无生育要求者：筋膜外全子宫切除术
  - (2) 有生育要求者：宫颈锥切术，切缘阴性则定期随访
- ⅠA2期(全部需行盆腔淋巴结切除术)
  - (1) 次广泛子宫切除术(Ⅱ型改良根治性子宫切除术)
  - (2) 要求保留生育功能者：可选择宫颈锥切术(切缘阴性)或根治性宫颈切除术

2. 宫颈浸润癌(ⅠB～ⅡA期) 其分期需要妇科检查，ⅠB期肉眼可见肿瘤大小不超出宫颈，ⅡA期超出宫颈，但无宫旁侵犯。

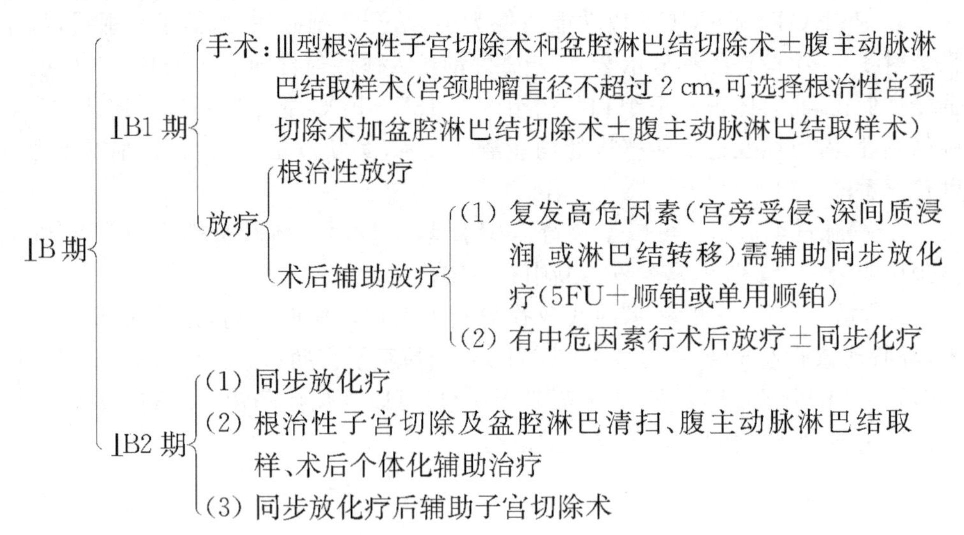

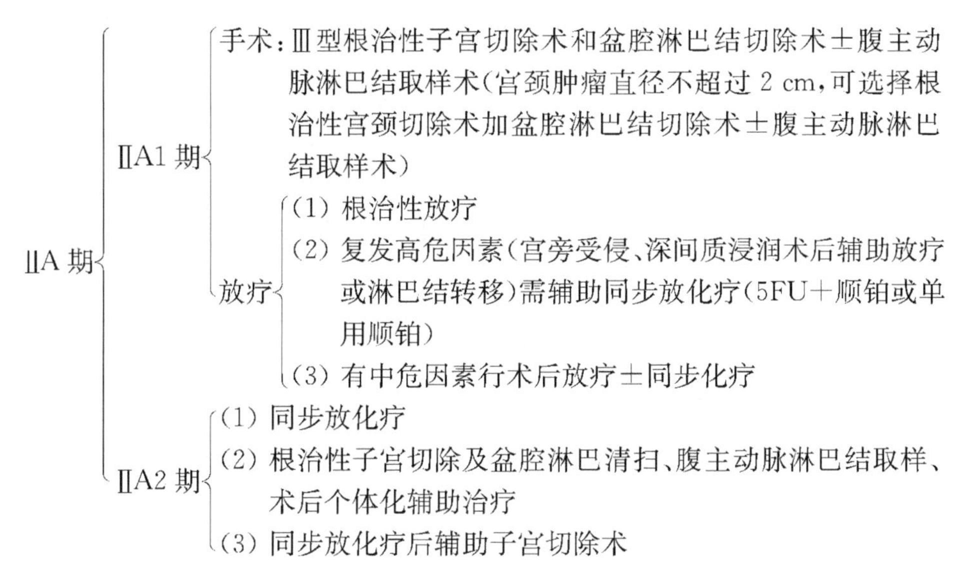

3. 由于ⅠB2 期、ⅡA2 期肿瘤＞4 cm，目前部分地区仍然应用新辅助化疗或介入栓塞＋化疗后手术的治疗方案，目前其疗效前瞻性研究证据不足，仅为经验性研究，但在缩小肿瘤，减少手术难度有帮助。大量研究已经证明，对部分有高危因素的早期初治患者，选择治疗方法时，应考虑到根治性手术加放疗的并发症较多，应尽量避免根治术后又行盆腔放疗，可能选择同步放化疗更为有利。对于局部晚期宫颈癌患者，疗效最好，并发症最少的标准治疗方案仍是行同步放化疗。但我们经过大量前瞻性研究证实，同步放化疗前行新辅助介入化疗＋子宫动脉栓塞治疗，在缩小放疗靶区，降低周围正常组织受量，减低放疗并发症有重要作用。

第二节　局部晚期宫颈癌（ⅡB～ⅣA 期）和晚期宫颈癌（ⅣB 期）治疗方式的选择

中晚期宫颈癌指肿瘤已经宫旁浸润，甚至出现局部及远处转移的患者，一般指肿瘤分期在ⅡB～ⅣB 期。

1. ⅡB 期　有明显宫旁浸润，但未扩展至盆壁
- （1）同步放化疗
- （2）手术（术前新辅助介入化疗＋栓塞，术后放疗）
- （3）同步放化疗（放疗前新辅助介入化疗＋栓塞）

2. Ⅲ期
- ⅢA 期：同步放化疗（放疗前行新辅助介入化疗＋子宫动脉栓塞治疗）
- ⅢB 期：同步放化疗（放疗前行输尿管支架或内涵管引流，肾功能改善后行新辅助介入化疗＋栓塞缩小肿瘤，再行同步放化疗）

3. Ⅳ期
- ⅣA 期：侵犯直肠或膀胱，同步放化疗（放疗前后均可以行介入化疗＋子宫动脉栓塞治疗）
- ⅣB 期：以系统治疗为主，支持治疗相辅助，部分患者可联合局部手术，姑息放化疗介入化疗＋子宫动脉栓塞治疗或个体化放疗

中晚期宫颈癌主要以姑息治疗为主，治疗目的以延长生存期、减轻患者痛苦为主，主张综合治疗。在不同分期阶段，结合患者意愿，给予恰当治疗非常重要。我科曾治疗大量晚期患者，在这方面积累了大量经验。

第十五章　宫颈癌外科治疗方法

第一节　宫颈癌外科治疗的术式选择

手术治疗主要应用于早期宫颈癌和部分中晚期宫颈癌。手术方式包括:宫颈锥切术、子宫切除与淋巴结切除,其中子宫切除方法较多,主要由肿瘤分期及患者意愿决定。

既往的 Piver 5 型子宫切除手术分类(表 15－1)至今仍在应用。近些年又提出了 Q-M 子宫切除分型系统(表 15－2),更注重精准解剖及个体化手术切除,已得到广泛推广。在宫颈癌的各种不同手术类型中,其基本要求均是所切除标本的安全距离达 1 cm 以上,只有这样,才能确保行病理检查时其切缘阴性,减少肿瘤复发转移的机会(图 15－1)。

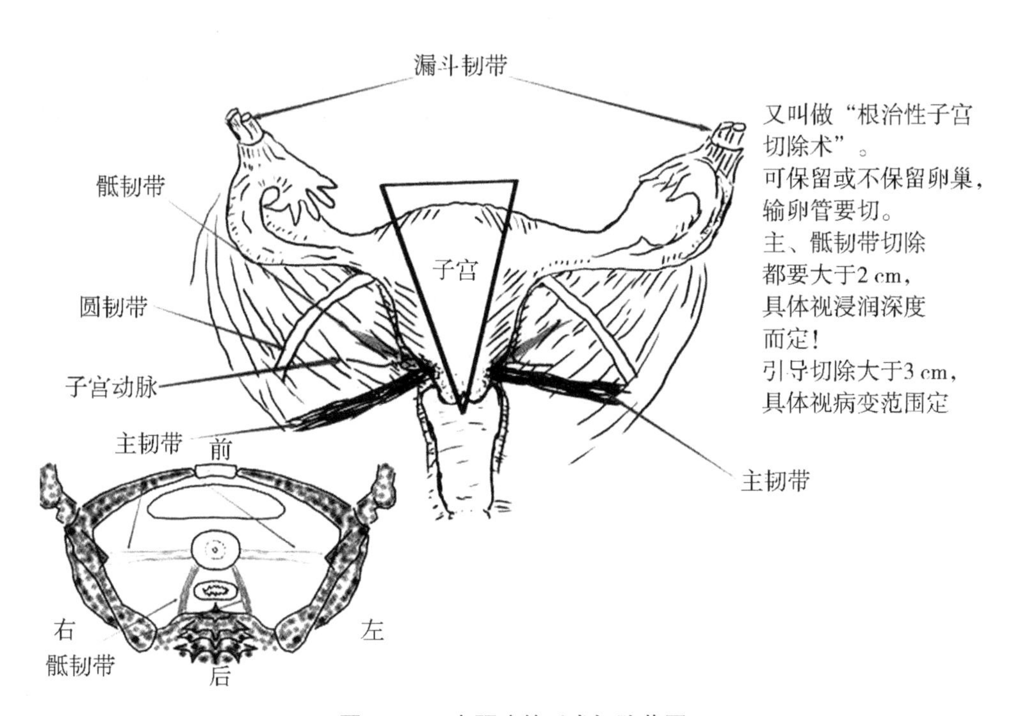

图 15－1　宫颈癌的手术切除范围

表 15-1　Piver 手术分型系统

分型	适用分期	对应术式	切除范围	各分型的区别
Ⅰ型	ⅠA1 期不伴有 LVSⅠ的患者	筋膜外子宫切除术	即一般的全子宫切除术，子宫主韧带和子宫骶韧带紧贴宫旁切断，紧贴宫颈处切开阴道穹隆部	
Ⅱ型	ⅠA1 伴有 LVSI 及ⅠA2 期患者	改良根治性子宫切除术	全子宫切除、1/2 骶、主韧带和上 1/3 阴道	与Ⅰ型子宫切除术相比：切除的宫旁组织更多，保留远端输尿管及膀胱的血供和完整的膀胱子宫韧带，切除 1/2 宫骶韧带及主韧带，一般同时切除盆腔淋巴结
Ⅲ型	ⅠB～ⅡA 期患者	根治性子宫切除术	全子宫、毗邻盆壁切除主韧带、从骶骨附着处切除骶韧带及切除上 1/2 阴道	
Ⅳ型	部分复发患者	扩大根治性子宫切除术	切除更广泛的阴道旁组织和宫旁组织，必要时切除髂内动脉和输尿管壁上的所有组织	与Ⅲ型的区别在于：输尿管从膀胱子宫韧带完全游离、切除膀胱上动脉周围的组织、切除 3/4 的阴道
Ⅴ型	部分ⅣA 期及复发患者	盆腔脏器廓清术	切除子宫、宫颈、阴道、尿道、直肠、膀胱。有些病例还需切除远端输尿管并进行输尿管改道和结肠造瘘等	

表 15－2　Q-M 宫颈癌根治性手术分型

分型	对应术式	输尿管处理	子宫动脉处理	侧方宫旁切除	腹侧宫旁切除	背侧宫旁切除	阴道切除
A	介于筋膜外子宫切除术和改良根治术之间	识别但不游离	与输尿管内侧切断	输尿管与宫颈之间	最小切除	最小切除	小于 1 cm
B1	改良根治术	隧道顶部打开与侧推	输尿管正上方切断	输尿管水平	部分切除膀胱宫颈韧带	宫骶韧带-阴道直肠韧带在腹膜返折处切除	切除 1 cm
B2	B1＋宫旁淋巴结切除	同 B1	同 B1	同 B1，再切除宫旁淋巴结	同 B1	同 B1	同 B1
C1	NSRH	完全游离	髂内动脉	髂血管内侧水平(保留盆腔内脏神经)	膀胱水平(保留膀胱支)	直肠水平(保留腹下神经)	切除 2 cm 或根据实际需要
C2	经典的宫颈癌根治术	同 C1	同 C1	髂血管内侧水平(不保留盆腔内脏神经)	膀胱水平(不保留膀胱支)	骶骨水平(不保留腹下神经)	同 C1
D1	侧盆扩大根治术	完全游离	连同髂内血管切除	盆壁血管切除	膀胱水平	骶骨水平	根据情况
D2	侧盆廓清术	同 D1	同 D1	盆壁肌肉筋膜切除	根据情况	根据情况	根据情况

第二节　宫颈癌外科治疗中淋巴结的处理

宫颈癌根治术淋巴结切除适应证一直存在争议，目前各个指南，包括美国国家综合癌症网络（NCCN）和国际妇产科联盟（FIGO）、我国卫健委《宫颈癌诊疗规范（2018 年版）》均推荐盆腔淋巴结切除是各期宫颈癌根治术的标准方案。但对于腹主动脉旁淋巴结的处理各个指南均存在争议，我国卫健委《宫颈癌诊疗规范（2018 年版）》建议，早期宫颈癌病例（ⅠA1 伴 LVSI～ⅡA 期）均应行盆腔淋巴结切除术±腹主动脉旁淋巴结取样术，具体是否行腹主动脉旁淋巴结切除术应根据淋巴结取样的结果或术中具体情况制定，推荐进行前哨淋巴结活检。通过生物染料示踪剂、放射性同位素和荧光染料等，通过红外线探测、核素探测、肉眼识别等识别前哨淋巴结，选择性淋巴结切除可降低宫颈癌患者术后淋巴管囊肿及自主神经损伤等并发症的发生率。目前国内大部分医院由于技术及设备等原因，尚未开展前哨淋巴结活检技术，国外各种指南对于前哨淋巴结活检也存在争议，NCCN 推荐进行，而 FIGO 则尚未明确。无论是哪种手术方案，目前随着腹腔镜人工智能技术的发展，微创化智能化已经是外科发展的方向。由于各地硬件及技术的不同，目前开腹、腹腔镜及机器人腹腔镜在各家医疗机构均有开展。而对于局部晚期宫颈癌（ⅡB～ⅣA 期）是否行手术分期一直存在争议，大部分指南及专家都认可影像检查，尤其是 PET-CT 检查结果可靠性更高，但影像学检查存在假阳性或假阴性结果，影响治疗效果，因此近年来有部分研究认为局部晚期宫颈癌行手术分期是安全和可靠的。因此 NCCN 亦推荐在局部晚期宫颈癌中进行手术分期。因此，在技术条件保证的前提下，对局部晚期宫颈癌患者行手术分期是安全、可行的。

目前对于淋巴结转移阳性的宫颈癌患者，行淋巴结切除术系统性淋巴结切除术是否有治疗价值，能否让病人获益，目前尚有争议。对于术中发现肿大可疑淋巴结，国内大部分妇科医生认为应该切除，否则不符合无瘤原则，也有部分医师认为，如术中发现肿大可疑转移淋巴结，说明肿瘤存在局部区域转移，手术不可能彻底切除，且淋巴结清扫术后并发症多，主张应放弃手术而选择同步放化疗。国外的研究证实，对于局部淋巴结转移（＞2 cm）应该行手术切除，因为单纯放射治疗很难将大的淋巴结彻底杀灭，因此建议手术切除后，均应进行放疗。

虽然宫颈癌腹主动脉旁淋巴结切除尚存在争议，但宫颈癌的治疗应该是尽可能在遵循无瘤原则的前提下个体化治疗，结合患者及病情、医疗单位的条件、手术医生的技术特长等个体化地选择最佳手术方式。目的是尽可能提高使宫颈癌患者的手术安全性和获得最佳的生存预后。

第三节　宫颈癌外科治疗中的神经损伤

宫颈癌根治术后的神经损伤一直是妇科医生较为头疼的问题，由于切除范围广泛，在切除主、骶韧带和宫旁组织时自主神经的损伤不可避免，常常导致术后发生大小便排泄异常、性功能障碍等，引起病人生活质量的下降。通常在宫颈癌根治术中易损伤如下神经：腹下神经、盆内脏神经、盆腔神经丛及盆腔神经丛分支。神经损伤后会出现不同程度的近远期并发症，如：部分病人常常发生便秘、腹泻及排便习惯改变等症状，这是因为自主神经损伤以后导致肛门或直肠功能障碍引起。部分病人出现排尿功能失调、尿失禁、尿潴留、感觉丧失、储尿及膀胱内压力不稳定等膀胱下尿道功能异常。这些症状的出现，严重地影响病人生活，造成病人常常需要长期保留导尿或灌肠才能保证大小便通畅。另外还有部分患者出现性欲低落、性唤起障碍和性交疼痛等不适，这是由外阴、阴道功能障碍引起。大约 20%的患者 可在术后出现远期的并发症，严重影响患者的生存质量。近年随着 Q-M 分型的逐渐推广，宫颈癌 C1 型根治并保留神经的技术不断得到研究和逐渐成熟，通过开腹、腹腔镜、机器人腹腔镜及经阴道腹腔镜结合等途径，保留盆腔自主神经的宫颈癌根治性手术的逐渐开展使神经功能得以保全，尽可能地减低了并发症，但目前仍尚未标准化和建立明确的手术指征。

第四节　宫颈癌根治术中卵巢功能的保全

早期宫颈癌（Ⅰ～ⅡA 期）卵巢转移率低，尤其鳞状细胞癌转移率更是低于1%。对于未绝经患者，保留卵巢的内分泌功能对患者非常重要，大部分患者都有保留卵巢功能的愿望。对于宫颈腺癌和内分泌肿瘤，由于极易转移至卵巢，目前多主张行卵巢附件切除。具体的方法包括原位保留和卵巢高位移植。对于无需术后进行放疗的宫颈鳞癌，可以原位保留一侧或双侧卵巢，而对于有高危因素，需要术后进行放疗的患者，常常将卵巢移植于放疗照射野以外的腹腔内，避免射线对卵巢功能的损伤。

卵巢移植的技术并不复杂，术中需要保护卵巢的血供，如果动脉损伤，会造成卵巢坏死，移植失败，如果静脉损伤，会造成静脉淤血影响卵巢功能。移植过程中一般将卵巢血管固定于腹膜后，卵巢固定于同侧结肠旁沟。卵巢移植术后常常因牵拉导致移植固定部位的疼痛；部分病人可能出现卵巢囊肿，常无需处理，具有自限性，过一段时间后消失。40 岁以后的患者，由于卵巢功能已经出现减退，移植后可能加剧卵巢功能的丧失。

第五节 宫颈癌患者生育功能的保留

由于社会交往的复杂性增加，年轻女性群体中宫颈癌患者逐渐增多，对于有强烈生育意愿的患者，保留生育功能成为迫切的需要。近些年随着宫颈癌治疗技术的飞速进步，宫颈癌术后保留生育功能成为可能。临床研究提示，早期宫颈癌主要以直接浸润为主，很少出现远处转移，且以宫旁浸润为主，很少浸润宫体，且发展速度较慢，淋巴结跳跃式转移少见，这些都为保留生育功能提供了有利条件。保留生育功能的术式主要以宫颈锥切术及根治性宫颈切除术为主。《宫颈癌诊疗规范(2018 年版)》指出，宫颈锥切术的适应证为：

1. ⅠA1 期且无淋巴脉管浸润者可行切缘宫颈锥切术，但必须保证切缘阴性。

2. ⅠA1 伴淋巴脉管浸润(LVSI)及ⅠA2 期宫颈癌患者行宫颈锥切术(阴性切缘宽度≥3 mm)＋经腹腔镜下或经腹盆腔淋巴结切除术和(或)腹主动脉旁淋巴结取样术。

宫颈切除术的适应证为：

1. ⅠA1 期无 LVSI 病变范围广泛者。

2. ⅠA1 期伴 LVSI 及ⅠA2 期患者，腹腔镜下或经腹盆腔淋巴结切除术和(或)腹主动脉旁淋巴结取样术＋宫颈切除术，也可行经阴道或腹腔镜下或经腹根治性宫颈切除术＋盆腔淋巴结切除术和(或)腹主动脉旁淋巴结取样术。

3. ⅠB1 期(瘤体＜2 cm)采用盆腔淋巴结切除术和(或)腹主动脉旁淋巴结取样术＋根治性宫颈切除术。对于瘤体大于 2 cm 宫颈癌患者，指南未给出明确结论，但目前有部分学者，在术前进行新辅助化疗或新辅助介入化疗＋子宫动脉栓塞以后，有效缩小瘤体和宫旁宫体浸润，仍可以进行宫颈锥切或宫颈切除术＋盆腔淋巴结切除＋腹主动脉旁淋巴取样术，也能够达到保留生育功能的目的。在这些进行局限性手术患者中，如果具有高危因素，仍应进行术后辅助放化疗。

第六节 宫颈癌手术损伤的预防和处理

宫颈癌根治术技术复杂，容易损伤周围脏器，输尿管损伤最常见，较少见的还有直肠和膀胱的损伤。

一、输尿管损伤的处理

1. 输尿管损伤的基础

(1) 解剖基础：左右输尿管均延续于肾盂末端，其腹段分别走行双侧腰大肌前方、腹膜后间隙，左侧输尿管跨越髂总动脉、右侧输尿管跨越髂内动脉进入盆腔，盆段在盆腔内伴行髂内动脉，经子宫圆韧带，在宫颈外侧约 2 cm 处下穿子宫动脉，随后向内斜行，先后跨过阴道穹隆上方向前进入主韧带上方的输尿管隧道，进入膀胱底部，壁内段斜穿过膀胱壁，开口于膀胱三角。输尿管的血供具有多源性，腹盆腔内主要血管均有分支供应，例如肾动脉、髂内、髂外动脉、膀胱动脉、子宫动脉等，上述动脉分别从输尿管的四周进入其外膜，输尿管周围的静脉一般与动脉伴行，因此游离输尿管时应注意保护外膜周围血管。输尿管的神经支配对来源于腰骶神经丛。

（2）输尿管损伤的易发部位

① 宫颈旁子宫动脉与输尿管交叉处，最易出现大出血，因盲目钳夹或结扎出现输尿管损伤。

② 处理宫旁韧带时输尿管的损伤，包括膀胱宫颈韧带、宫骶韧带、骨盆漏斗韧带，与周围组织进行分离结扎时，如果视野暴露不彻底，分离不清楚，容易出现该处输尿管损伤及周围脏器损伤。

③ 切除盆腔淋巴结时，尤其是处理腹盆腔腹膜后淋巴结时，应注意暴露输尿管，防止损伤。

2. 输尿管损伤的诊治策略

（1）输尿管损伤的预防

① 充分暴露输尿管，准确辨认是关键，在游离结扎宫旁各种韧带前，应仔细区分输尿管与周围组织的关系，尤其应该注意有无输尿管蠕动，避免对组织进行长时间钳夹，切断时准确辨认。出血时不能慌张，吸尽出血，使视野充分暴露再操作。

② 保护输尿管周围的血管，避免出现输尿管坏死，预防输尿管坏死关键是保护输尿管外膜和肌层，由于输尿管的动脉供血具有多源性，因此处理每一段输尿管时都应该注意对该段输尿管的供血动脉的保护，例如处理子宫动脉时，尽量保留子宫动脉输尿管支，分离周围疏松组织时，应注意保留周围疏松组织，避免疏松组织内的输尿管血管神经的损伤。

③ 手术操作时应轻柔，提高手术技巧，避免长时间牵拉游离输尿管，止血时应避免不恰当的电凝、钳夹、结扎损伤输尿管。

（2）输尿管损伤的处理

① 术中发现输尿管裂口或离断，请泌尿外科会诊，即时处理，仔细辨认后进行修补或断端吻合，术后放置内外引流，内引流一般放置双 J 管或输尿管支架 4～6 周，并保留导尿。如果术中发现钳夹伤，第一步充分观察，如输尿管血运恢复正常，进行下一步手术，如输尿管血运差，未见明显蠕动，可以放置输尿管支架或双 J 管 4～6 周，避免出现输尿管瘘。

② 术后输尿管损伤的处理，如果在术后 1～3 周，患者出现发热、腰疼、腰腹部胀痛、阴道漏尿等症状，应考虑输尿管瘘的可能，应及时请泌尿外科会诊，进行静脉肾盂造影、膀胱镜、输尿管镜以及通过尿管向膀胱内注射亚甲蓝等方法，确定输尿管损伤的部位。如果输尿管瘘的发生在 2 周以内，应即时进行手术探查修补，术后放置支架或双 J 管。如时间超过 2 周，应先逆行插管放入支架或双 J 管，6 周后再行修补。

二、膀胱损伤的处理

1. 膀胱损伤的基础

(1) 解剖基础：膀胱是储存尿液的薄壁空腔器官，其形状、大小、位置和壁的厚度多变，随尿液充盈程度而不同。成人的膀胱容量为 350～500 ml。膀胱位于子宫前方，上方被覆腹膜，与子宫之间形成膀胱子宫陷凹，膀胱前方为耻骨联合。解剖上膀胱可以分为尖、体、颈、底四部分。在膀胱底内面是一个由双侧输尿管和尿道开口形成的三角形的区域，缺少黏膜下层组织称为膀胱三角，其通过膀胱阴道隔与阴道相连。膀胱周围间隙内有各种疏松组织和血管，其上方为腹膜和脐内侧韧带，下方为盆膈上筋膜，前方为耻骨，内侧为宫颈韧带。膀胱主要由来源于髂内动脉的膀胱上下动脉供血，膀胱的静脉不与动脉伴行，主要为各种静脉丛，主要注入髂内静脉。膀胱主要由来源于下腹下丛的交感和副交感神经组成的膀胱神经丛支配。

(2) 膀胱损伤的部位：宫颈癌手术时，由于炎症、既往手术、宫旁侵犯、过度分离、导尿不畅等原因，可以造成膀胱各部位的损伤，其中最易发生的部位为输尿管内口处。

2. 膀胱损伤的诊治策略

(1) 膀胱损伤的预防

① 避免术中无谓损伤，开腹时逐层进行，对于粘连组织的分离应遵循先易后难的原则，必要时可以扩大切口。开腹前应了解膀胱的充盈情况，准确评估膀胱的位置。

② 充分暴露视野，避免损伤膀胱的血管和神经，掌握好术中钳夹、结扎、电切电凝的时间及部位，尤其应该保护好膀胱三角区的血管和神经，避免术后出现膀胱阴道瘘。

③ 准确辨认膀胱、阴道、宫颈三者之间的间隙并进行分离是手术成功的关键步骤，尽量使用钝锐结合的分离方法，有效避免膀胱阴道的损伤。

(2) 膀胱损伤的处理

① 术中发现输尿管损伤：应及时留置导尿管，向膀胱内注入亚甲蓝等染色剂，如有外渗，即时请泌尿外科会诊或自行进行修补，术后保留导尿 10 天左右，一般可

以愈合。

② 术后发现膀胱损伤的处理：膀胱阴道瘘一般发生在术后 10 天左右，经导尿管注入亚甲蓝等染色剂后，如有明显外渗即可确诊，此时可以结合膀胱镜确定瘘口位置。直径<0.5 cm 的小瘘口，可以不必手术，留置导尿 3 周以上，可以自愈。较大的膀胱阴道瘘或 3 周后出现的膀胱阴道瘘，一般不能自愈，需手术治疗，术前先进行抗炎等处理，待瘘口水肿消退后 3 个月左右再进行修复，此时成功率较高。

三、直肠损伤的处理

1. 直肠损伤的基础

(1) 解剖基础：直肠位于盆腔内，其长度因人而异，为 15～20 cm，在第三骶椎层面上接乙状结肠，下与肛管相连，其前邻子宫和阴道，后邻骶尾骨。直肠上 1/3 为腹膜间位，下 2/3 为腹膜外位器官，直肠中段腹膜斜向前上，覆盖于子宫和阴道后穹隆形成子宫直肠陷凹，是妇科三合诊的主要部位。子宫主韧带位于直肠侧间隙前方，并形成侧间隙的尾部和侧缘，直肠侧间隙后方为直肠侧韧带，底为盆膈。其血供主要由直肠上、下动脉，骶中动脉、肛动脉分支供应，直肠静脉与盆腔内同名动脉伴行，并互相形成交通支，形成静脉丛，直肠手术时如果损伤骶前静脉丛，易造成不能控制的大出血。

(2) 直肠损伤的部位：术中直肠损伤主要为挫伤、钳夹伤和串通伤，发生在直肠前壁多见，易形成直肠阴道瘘。

2. 直肠损伤的诊治策略

(1) 直肠损伤的预防

① 精准确认直肠阴道间隙上的腹膜返折，充分暴露粘连组织，分离直肠阴道间隙。

② 通过疏松组织分离直肠侧间隙，切开侧腹膜，无损伤分离直肠阴道间隙。

③ 充分暴露子宫骶韧带深层和主韧带下缘，准确离断直肠阴道间隙的宫骶韧带和主韧带。

(2) 直肠损伤的处理

① 对于小范围的浆膜层损伤，直径<1 cm，及时缝合即可。如果无明显感染存在，直肠血运良好的穿透性损伤，术中即时修补，修补前后使用大量抗生素。对于有明显感染及其他高危因素的穿透性损伤，结肠造瘘，术后充分抗炎补液及流质饮食。

② 术后发现直肠损伤，及时诊断是关键，如果术后出现感染高热及腹膜刺激症状，应考虑高位直肠损伤引起的直肠瘘；如果术后阴道流出粪水样物，应考虑低

位直肠损伤引起的直肠阴道瘘。部分小的直肠阴道瘘可以保守治疗，有时可以自愈；对于大的瘘口，则应采取先行结肠造瘘及抗感染治疗，在术后 3 个月左右分期修补的方法。

第七节　术后淋巴管囊肿的预防和处理

一、盆腔淋巴循环的基础

盆腔淋巴回流分三条通路，分别为髂外淋巴结、髂内淋巴结、骶前淋巴结，它们均汇入髂总淋巴结，最后汇入腰淋巴结。髂外淋巴结收集膀胱、宫颈、阴道上部及腹股沟浅、深淋巴结输出的淋巴液；髂内淋巴结收集盆腔脏器、大部分盆壁、会阴深部、臀部及大腿后部的深淋巴管输出的淋巴液；骶淋巴结收集盆后壁、直肠或子宫的淋巴液。

二、盆腔淋巴囊肿的诊断

目前盆腔淋巴囊肿的确切原因不明，一般认为与手术操作有关：术中或术后造成淋巴管输出通路堵塞，局部淋巴管膨大，造成淋巴管被动扩张形成囊肿；盆腔淋巴结切除术后，位于盆腔的腹膜后间隙的淋巴液引流不畅，局部形成囊肿。淋巴管囊肿引起的症状主要为局部压迫症状，在囊肿直径＞5 cm 时，压迫症状尤为明显，可引起下肢肿胀，甚至可出现肠梗阻、肾功能损伤等，合并感染时，可以出现发热，一般结合 B 超、CT 等影像资料均可确诊。

三、盆腔淋巴管囊肿的预防和治疗

1. 充分结扎淋巴结上端的脂肪等组织，闭合淋巴输出管，减少渗漏是防止淋巴管囊肿的关键。

2. 术后于盆腔较低处放置引流管进行充分引流，如果进行负压吸引，效果更好，引流时间应保持 3～5 天，过早达不到预防的目的。

3. 穿刺或切开引流是治疗淋巴管囊肿的关键，如果有感染等症状出现，应予以抗感染治疗。

第八节　下肢深静脉血栓的预防和治疗

一、静脉血栓形成的原因

Virchow 提出静脉血流滞缓、静脉壁损伤和血液高凝状态是静脉血栓形成的三大因素，尤其静脉血流滞缓和血液高凝状态是致病的两个主要原因。通过对大量宫颈癌患者术后发生下肢深静脉血栓的观察，我们认为宫颈癌患者发生深静脉血栓的原因如下：

1. 静脉血流缓慢　宫颈癌患者术后由于长期卧床，术中血管扩张，盆腔由于静脉丛众多，且无静脉瓣，导致静脉血流缓慢，诱发血栓形成。

2. 血液高凝状态　宫颈癌患者由于手术创伤、手术时间长、癌细胞释放许多物质，如黏蛋白凝血质等，导致凝血酶的活性增高，抗凝血酶Ⅲ的水平降低，从而血液的凝固度明显增加。

3. 静脉壁损伤　包括化学因素、机械性损伤、感染因素等，宫颈癌患者术中术后的各种检查、术后使用的各种抗生素、高渗葡萄糖等化学物质均可损伤静脉壁。

二、下肢深静脉血栓形成的症状和体征

其主要临床表现是一侧肢体的突然肿胀，局部疼痛，行走时加剧。体检可见如下体征：① 患肢肿胀，须每天用卷带尺精确测量同一部位粗细，并与健侧同一部位对照才可靠。② 压痛，患肢肿胀部位常由血液回流障碍引起，肿胀下方的静脉血栓部位常有压痛。③ 深静脉血栓位于小腿时，Homans 征常为阳性。方法是将足向背侧急剧弯曲，如果引起小腿肌肉深部疼痛，则为阳性。④ 宫颈癌术后，如果合并深静脉血栓形成时，1～2 周后即可见浅静脉曲张。⑤ 患者皮温明显升高。

三、下肢深静脉血栓的诊断

大部分宫颈癌患者术后均出现下肢肿胀、皮肤温度升高等典型表现，但也有部分患者无典型症状和体征，需要进行一系列检查以便确诊。一般首选无创性检查，以下肢静脉超声检查为主。

1. 血管超声检查　深静脉血栓形成的检查法逐渐增多和进步，血管彩色超声检查由于具有无损伤性，且对检查髂股静脉等深血栓形成很有价值，因此近年来已经占有重要地位，但需要注意易遗漏髂静脉和肌间静脉。彩色超声检查具有如下特点：

(1) 部分栓塞时,在血栓边缘或中间有带状或散在点状彩色血流显示,血流束明显变细,宽窄不一。部分病例需要挤压远侧肢体,才能看到散在点片状血流,红蓝混杂,血栓内血流方向不断变化。

(2) 完全栓塞时,病变处及其近心端无彩色血流信号,远心端血流分流至大隐静脉等浅静脉。如彩超检查仍不能明确诊断时,仍需做静脉造影。

2. 下肢上行性深静脉造影　深静脉造影是诊断下肢深静脉血栓形成的金标准。不仅可了解血流的方向、速度、血管有无狭窄,侧支循环是否形成,血栓的部位和范围,还可了解深静脉瓣膜功能状况。病人仰卧,头端高约30°。先在踝部扎一止血带压迫浅静脉,用12号穿刺针经皮穿刺足背浅静脉,用高压注射器一分钟内注入稀释造影剂约50 ml,在显示屏引导下,按顺序摄小腿部X片,大腿及骨盆部X片。如有深静脉血栓形成,常显示静脉内不规则球状或蜿蜒状充盈缺损,或深静脉主干不显影,远侧静脉有明显扩张,近心端丰富的侧支静脉形成,均提示深静脉内有血栓形成。目前尚无一种无损伤检查法可替代传统的静脉造影,因此不断探索和完善无损伤检查法,仍是我们今后努力的方向。

3. 实验室检查　D-二聚体(D-dimer)检查是反映纤维蛋白溶解的功能主要指标,增高或阳性见于血液高凝状态、DIC、溶栓治疗、肾脏疾病、器官移植后出现的排斥反应等,提示继发性纤维蛋白溶解功能亢进。D-二聚体升高,提示机体血管内有活化的血栓形成及纤维溶解活动。D-二聚体阴性时可排除下肢深静脉血栓,D-二聚体阳性时,需要做影像学检查来确诊。

四、下肢深静脉血栓形成的治疗

1. 严格卧床休息和抬高患肢　腿部抬高和初期卧床休息可有效缓解伴有急性腿部肿胀的病人的疼痛,建议卧床1～2周,促使血栓黏附于血管内壁,使炎症反应消退,有效减轻患肢疼痛。抬高患肢略高于心脏水平,可有效促进血液回流。现在也有人质疑卧床休息能防止肺栓塞的发生,因为肺部扫描显示没有降低肺栓塞的发生率。另外穿用弹力袜能改善患者疼痛和肿胀,如果长期穿用,能抑制血栓增长,减少血栓后综合征的发生。

2. 抗凝疗法　深静脉血栓形成最主要的治疗方法,急性期推荐使用肝素或低分子肝素,再口服抗凝药物,如华法林。由于华法林有出血风险,个体差异大,不易控制剂量,现在多推荐使用新型口服抗凝药物,如极少受其他影响且使用方便的药物利伐沙班。正确地使用抗凝剂可有效降低深静脉血栓形成和肺栓塞发生率。抗凝药可以防止旧的血栓继续滋长,阻止血管其他部位新鲜血栓的形成,促使血栓静脉快速地再通。

3. 溶栓治疗　包括使用尿激酶等药物进行静脉溶栓和导管接触性溶栓,前者通过浅静脉进行给药，随后药物通过血液循环到达全身，并使药物在体内均匀分布，达到迅速溶栓目的。导管接触性溶栓通过介入方法插入导管，并保留导管头在血栓处进行接触性溶栓。溶栓一般在一周内进行，应用链激酶或尿激酶治疗急性深静脉血栓形成或可避免肺栓塞的发生。现在一般认为，导管溶栓治疗下肢深静脉血栓比单纯抗凝更可促进血管再通，改善患者生活质量。

4. 下肢深静脉血栓形成的手术治疗　对于出现广泛性髂股静脉血栓形成且伴有动脉血供障碍的患者，如果肢体可能出现坏疽者(股青肿)，建议手术取栓。一般在发病 48 小时内取栓效果最好，最迟不超过 72 小时。时间越早，手术疗效更好。必须注意的是，深静脉血栓形成的手术治疗时，应该配合药物和其他辅助治疗手段。应根据血栓部位、病情轻重和不同发展阶段采用不同的手术方案。

5. 下腔静脉滤器植入术　肺动脉栓塞是起病急、反复发生、病死率高的一种危重急症，为预防栓子脱落引起肺栓塞，经皮穿刺腔静脉滤器植入术，因其简单、安全、有效，已得到广泛应用。经常使用的路径有经左、右侧股静脉或经右侧颈静脉，其中经右侧股静脉由于操作方便已成为首选路径。另外应根据患者的个体不同、下腔静脉造影结果以及操作者的经验选择入路。一般滤器的顶点位于肾静脉最低水平之下，放置滤器前，为明确血栓是否存在及其位置、腔静脉解剖情况、肾静脉的位置，宜先进行选择性肺动脉造影，明确有无肺动脉栓塞，如有肺动脉栓塞，应明确其部位、数目，并监测肺动脉压力。下腔静脉造影应包括整个下腔静脉系统。放置滤器后，应摄片留做随诊资料。

6. 深静脉血栓的维持治疗　深静脉血栓抗凝治疗多长时间仍无定论，为了减少深静脉血栓的复发以及减少血栓后综合征，推荐长期抗凝。对于简单手术或长期久坐或卧床引起的深静脉血栓，建议抗凝维持 3 个月，对于原因不明的深静脉血栓，推荐抗凝维持 6～12 个月，对于宫颈癌等恶性肿瘤患者，低分子肝素序贯华法林或利伐沙班，维持 3～6 个月。首次发作的深静脉血栓，如果出现抗凝脂抗体或两项以上危险因素，推荐抗凝维持至少 12 个月，而对于有两次或以上静脉血栓史的患者，建议终身抗凝治疗。

五、宫颈癌患者下肢深静脉血栓的预防

由于宫颈癌患者血液处于高凝状态，且手术时间长，操作复杂，术后恢复慢，患者长期卧床等因素存在，因此术前、术中、术后均应采取必要措施预防发生下肢深静脉血栓。患者术后应采用必要的药物，如低分子肝素、华法林、利伐沙班等药进行预防。术中应该操作仔细，避免损伤血管内膜。术后应鼓励患者尽早床上主动活动，尽可能早期下床轻微活动，也可以穿用弹力长袜，对于老年人尤应重视。

第十六章　宫颈癌的放射治疗

一、宫颈癌放射治疗的适应证

宫颈癌属于放射不敏感肿瘤，需要很高的剂量才能达到根治效果。

1. 根治性放疗　适用于各期宫颈癌，主要应用于ⅡB期以上中晚期宫颈癌患者及不能耐受手术治疗的早期宫颈癌患者。

2. 放射治疗与根治性手术结合的综合治疗　包括术前新辅助放疗，术后辅助放疗。

3. 晚期宫颈癌的姑息放疗　主要以减轻局部症状为主，如骨转移减轻疼痛等。

二、宫颈癌放疗的禁忌证

1. 全身情况差，包括心肝肾功能严重损害；严重的感染、败血症等；白细胞低于 3.0×10^9/L 或血红蛋白低于 80 g/L；恶病质状态。

2. 晚期出现广泛转移，放疗不能改善症状。

3. 过去两年内接受过放疗，局部器官损害严重者。

三、宫颈癌放射治疗的原则

宫颈癌的放疗原则主要是尽可能地杀灭癌细胞，尽可能保护周围正常组织和重要器官，即尽一切手段提高治疗效果，降低治疗并发症。选择合适的照射机器、适当的照射范围、足够高的照射剂量、均匀合适的剂量分布、恰当照射体积、个性化处理是放疗的基本要求。放疗完成的期限不能无限制延长，合适的期限是获得最佳疗效的重要保证。应尽可能在 2 个月的时间内完成所有的外照射和内放疗。

四、宫颈癌放射治疗的种类

放射治疗是宫颈癌综合治疗的重要组成部分，在治疗前需根据肿瘤的病理类型、病变范围及患者的全身情况确定治疗手段。

1. 根治性放射治疗　应该符合以下条件：一般状况好，无远处转移，根治性放射治疗应包括宫颈原发灶及淋巴结引流区。

2. 姑息性放射治疗　针对一些病情晚、临床不能治愈的病人，可以减轻痛苦，缓解症状，延长生存期。根据姑息放疗的剂量高低，临床上又可分为高姑息性放射治疗和低姑息性放射治疗。高姑息性放疗主要针对肿瘤较大而患者身体状况较好的病人；低姑息性放疗主要针对一般状况较差的病人，以缓解症状，减轻痛苦为目的。姑息性放射治疗与根治性放射治疗是相对的，有时可以互相转化，如果与手术配合，还应决定是否进行术前或术后放射治疗。

3. 术前放射治疗　主要为了提高手术切除率。术前放射治疗能抑制肿瘤细胞活性，防止术中肿瘤细胞种植和扩散；缩小肿瘤，便于手术；控制肿瘤周围微小病灶和转移的淋巴结，提高手术切除率。主要针对那些瘤体较大，手术切除有困难的病例。术前放疗一般给予 40～50 Gy（4～5 周），手术时间一般在放疗结束后 2～4 周手术，此时急性放射反应已经消失，而慢性放射反应还没有发生。

4. 术后放射治疗　术中发现肿瘤与周围组织粘连，不能够彻底切除，术后放射治疗一般在手术结束后 1 个月进行，如有高危或中危因素存在，需进行同步化疗。术后需进行同步放化疗的高危因素：病理证实为切缘阳性、淋巴结清扫不够彻底、有神经脉管侵犯。术后需进行盆腔辅助放化疗的中危因素：术中（后）如发现肿瘤大、深部间质受侵和（或）脉管间隙受侵等，间质受侵犯的深度与肿瘤大小的关系见表 16 - 1 所示。

表 16 - 1　宫颈癌间质浸润深度、肿瘤大小与术后盆腔放疗的关系

LVSI	间质浸润深度	肿瘤直径（临床查体）
+	外 1/3	任何大小
+	中 1/3	≥2 cm
+	内 1/3	≥5 cm
−	中 1/3 及外 1/3	≥4 cm

五、宫颈癌放射治疗的技术方法

1. 远距离放射治疗　一般我们又称为外照射，外照射的射线能量高，穿透力强，肿瘤能得到相对均匀的放疗剂量。外照射是目前放疗应用最多的一种方法。指放射源发出的射线通过体外某一固定距离，通过人体正常组织及器官照射到宫颈癌变组织的放射治疗方式。外照射有两种治疗方式，分别为固定源皮距治疗技术和等中心治疗技术。固定源皮距治疗技术，指放射线从人体外一定距离处的机器(如钴-60机器为75 cm、直线加速器为100 cm)发出照射肿瘤。这种技术,放射源与皮肤的距离固定,而肿瘤或靶区中心点在放射源与皮肤入射点的延长线上,机架转动时治疗床需要相应移动以保证肿瘤中心在照射野中心轴上。该种技术定位简便,摆位方便,但误差大,精度差,尤其对于皮肤松弛的肥胖病人,误差更大。这种治疗方法,摆位的时候繁琐,每治疗完成一个治疗野后,需要重复改变体位或治疗床,大大延长了治疗时间,极不方便。该技术一般用于比较简单的照射野照射,如宫颈癌淋巴结转移、骨转移时的照射。等中心放射治疗技术,该技术一般将治疗的中心置于肿瘤或靶区中心上,无论机架如何转动,中心轴始终正对靶心。该技术的要点是将确保照射中心点与靶区中心点重合,否则容易造成误差或脱靶。等中心照射时只要一个体位,只需摆位一次,病变部位始终处于等中心点处,病人无需变换体位。治疗的时间大大缩短,明显提高治疗效率,且摆位误差小,精确度高,剂量分布好。现在宫颈癌的外照射一般都采用等中心照射。

2. 三维适形放疗技术(CRT)　是等中心放疗技术与计算机相结合发展起来的一种新的治疗技术,是一种高精度的放射治疗技术。它利用CT图像重建三维的人体正常组织与肿瘤结构,通过在各个不同方向设置一系列不同的照射野,并采用与病灶形状一致的适形多叶光栅挡铅,使得治疗剂量分布区的形状在三维方向(前后、左右、上下方向)上与治疗靶区形状一致,同时使得病灶周围正常组织的接受的剂量明显降低。肿瘤放疗的最高境界是尽可能照射肿瘤而不照射正常组织,伴随着计算机技术和影像技术的发展,肿瘤及其周围正常组织的虚拟三维影像重建技术日渐成熟。在传统的外放射治疗过程中,我们所行的放射治疗无法提前进行有效的验证,我们无法知道受照射靶区的剂量分布是否能达到预期的效果。在与计算机结合的三维计划系统中,我们可以在病人影像图像上通过计算出剂量分布的真实情况,提前对照射效果进行适当的评价和优化。这样就提高了整个放疗计划实施过程中的精确性,最大限度地照射肿瘤,最大限度地保护肿瘤周围的正常组织及器官。

3. 三维适形调强放射治疗技术(IMRT)　宫颈癌三维适形调强放射治疗技术是在三维适形放疗技术基础上发展而来的,其特点是照射野的形状务必与病变(靶区)的形状一致,每一照射野内每一点的剂量都能按要求调整,因此照射剂量分布也应该与靶区一致,称为适形调强放疗(intensity modulated radiation therapy,IMRT),目前已是放射治疗技术的主流。早在20世纪70年代就出现了适形调强的概念,但是由于早期的多叶光栅叶片少而且厚,适形性很差,且多靠手动去调节,多数情况下只能做固定适形照射,后来随着计算机技术进步和多叶光栅叶片的改善,调强适形放疗技术进入了一个快速发展的时期。理想的放疗技术应该是肿瘤病灶内剂量最高,而病灶周围正常组织尽量不受或少受照射。调强适形放射治疗就是一种非常理想的放射治疗技术，它应用多野等中心照射技术，每个照射野分为许多小的子野，每个子野的照射强度是不相同的，其靶区剂量比三维适形放疗适形性更好，特别对于那些具有不规则形放疗靶区或放疗靶区附近组织器官需要重点保护时，具有更好的优势。从理论上看，如果设置更多的照射野，调强就会越精，剂量适形更好。放疗就和打靶相似，目标要明确，准确瞄准才能取得好效果。所以，国际放射单位与测量委员会(ICRU)先后在50和62号报告确定了肿瘤靶区(GTV)、临床靶区(CTV)、计划靶区(PTV)及危及器官(OAR)的概念，使得调强适形治疗靶区更加规范化。调强适形放射治疗是非常严格、规范的过程。其放疗过程和三维适形放疗一样，明确诊断和综合评估患者是第一步。定位前要事先做好准备工作，包括制作体位固定装置，盆腔常采用真空体模或热塑体模，为无创固定技术。患者固定后应在CT模拟机上按照一定的层厚进行定位扫描，采集的图像资料通过网络传输到工作站，在TPS计划系统中调出CT图像并建立坐标系，由放疗科医生逐层勾画放疗靶区和周围危及器官，医师下处方医嘱后由物理师设计放射治疗计划。和三维适形放疗不同，调强适形放射治疗一般采用逆向设计治疗计划，先设计众多子野或笔束野组成放疗照射野，然后通过多叶光栅、物理补偿器等调节每个子野或笔形束的照射强度。放疗计划设计完成还要进行优化和评价，选出最优方案。随后通过位置验证和剂量验证确定无误后，由技术员进行摆位并实施精确治疗。

六、宫颈癌外照射治疗的靶区范围

宫颈癌的放射治疗方式多样，目前主流的观点主要以外照射配合内照射为主，术后无切缘阳性时主要以单纯外照射为主，术后切缘阳性或未手术者以外照射配合内照射的方法为主，内照射的目的主要是对肿瘤局部加量。近年来随着三维适形和调强放射治疗的开展，也可以仅行适形调强放射治疗达到对肿瘤局部加量的目的。目前绝大部分放疗计划的施行均可以通过计算机计算剂量曲线分布情况，但有时也需要事先测出主要参考点A点和B点与周围正常组织的剂量关系，防止出现严重的放疗并发症。在这里需先明确在宫颈癌放射治疗中非常重要的参考点A点和B点的解剖部位，A点指阴道穹隆平行向上2 cm，与子宫中轴线平行向外2 cm交叉处为“A”点，相当于宫颈旁子宫动脉与输尿管交叉处，也是外科手术结扎子宫动脉易损伤输尿管的地方，为宫颈癌内照射剂量计算点，B点指A点向外水平移动3 cm处，为宫颈癌外照射的剂量的计算点。

1. 常规放疗　放疗计划实施前先进行X线模拟定位或CT模拟定位，然后进行计划设计和实行。

(1) 体外照射剂量参考点：多年来一般均以“B”点为宫颈癌体外照射量的计算点。根据Fletcher提出的淋巴区梯形定位法对宫颈癌区域淋巴结进行定位：从耻骨联合上缘中点与骶1至骶2之间连一条直线，在此直线中点与第4腰椎前连成一条直线，在此直线中点平行向两侧各延伸6 cm，该点为髂外淋巴区域；在第4腰椎中点平行向两侧各延伸2 cm，该点为腹主动脉旁淋巴区域；髂外区与腹主动脉旁区连线的中点为髂总淋巴区。定位时以髋臼上缘最高点划一平行线和髋臼外缘的垂直线交叉点作为盆壁参考点，此处为宫旁组织盆壁端和闭孔淋巴结的区域。

(2) 常规放疗的靶区：根据分期不同，放疗靶区存在差别，Ⅱb期以前的靶区包括全部子宫、宫颈、宫旁组织和阴道的上1/2部，此外髂内、闭孔、髂外、髂总淋巴结等盆腔淋巴引流区也应包括在内。ⅢA期病人应包括全部阴道。如分期较晚，腹股沟淋巴结有转移时应包括腹股沟区。术后病人的靶区应包括手术区域和盆腔淋巴引流区。照射方法多采用四野箱式照射、等中心前后对穿照射、固定源皮距前后对穿照射等，其他还有盆腔大野照射、盆腔盒式照射(盆腔大野＋双侧野照射)、盆腔延伸野照射及局部照射等。不管采用何种设野方式，均应采用铅块遮挡直肠和双侧股骨头，尽量避免严重并发症的发生。不同设野方法其界限基本相同，只是有较小差别。下面以四野箱式照射的界限简单说明：上界：L_5上缘或L_4下缘水平；下界：闭孔下缘或耻骨联合下缘(ⅢA期病人除外，应包含全部阴道)；外界：在真骨盆外1.5～2.0 cm，其外侧界应包括股骨头内1/3；前后界：不同肿瘤及分期有一定差别，大部分前界为耻骨联合前缘，后界最好包括全部骶骨在照射野内。直肠和双侧股骨头采用多叶光栅或不规则挡铅遮挡保护正常组织。射线应采用高能X线，以6～12 MV高能X射线为主，体胖者可以应用15MV高能X射线。对于出现局部淋巴结转移或骨转移的患者，应进行局部照射，采用高能X线或电子线进行照射。

(3) 常规放疗的剂量：采用常规分割照射。Ⅰ～Ⅱ期：45 Gy(4.5～5周)；Ⅲ～Ⅳ期：45～50 Gy(5～6周)。未手术或局部有残留的病人，采用局部小野补充照射或腔内照射补量，一般“A”点总剂量为65～70 Gy。局部淋巴结一般照射总剂量为60 Gy(6周)左右，骨转移局部照射的剂量20～30 Gy(2～3周)即可达到满意止痛效果。

2. 三维适形放疗及调强适形放疗　靶区的勾画一般以腹盆腔影像资料(CT、MRI、PET-CT)和术中情况为基础，对于分期较晚且不能手术的宫颈癌患者，PET-CT检查不但能确定有无远处转移，且有助于确定区域淋巴结转移的范围，更有助于术后患者是否存在局部残留及淋巴结阳性的诊断。

(1) 对于未能进行根治性手术或切缘残留的患者，根据妇科检查以及影像资料确定肿瘤靶区(GTV)，对于确定肿瘤靶区有疑问的，可以进行多种影像资料融合确定靶区，以宫颈癌直接扩散周围组织和淋巴结引流区域确定临床靶区(CTV)。外照射的GTV需要包括宫颈大体肿瘤区、宫旁区域、宫骶韧带、骶前及其他可能受累淋巴结和距离肿瘤下界至少3 cm的阴道。如影像学检查未发现阳性淋巴结，其 CTV 范围需包括髂外、髂内、闭孔和骶前淋巴结引流区。如果肿瘤体积较大，可疑或确定真骨盆内淋巴结转移，此时淋巴结转移的风险较大，照射范围还应包括髂总淋巴结引流区。如影像资料已确定髂总或腹主动脉旁淋巴结转移，则应将靶区上界提升至肾血管水平或更高，下界延伸至肿瘤下 3 cm 左右，行腹主动脉旁淋巴结引流区及盆腔延伸野照射。若病变已侵犯达阴道下 1/3 以下，则双侧腹股沟淋巴结引流区也应包括在照射野范围内。以 GTV、CTV 上下左右方向分别外放 1.0～1.5 cm，前后方向外放 0.5～1.0 cm，形成 PTV1 和 PTV2。由于调强放疗的兴起，近年来也有人仅进行宫颈病灶的局部调强加量，而不进行腔内放疗，也取得了不错的效果，疗效和不良反应发生率均和外放加内放无明显差异。

(2) 对于已经手术且切缘阴性、无术后残留、有高危、中危因素存在、需进行术后放疗的患者，其外照射主要根据术前腹盆腔影像资料(CT、MRI、PET-CT)和术中情况为基础，进行预防性照射，其靶区主要为临床靶区，无肿瘤靶区，CTV 的范围包括：术区、上段阴道、宫旁、闭孔、髂内、髂外、髂总淋巴引流区，以 CTV 外放一定距离(0.5～1.0 cm)形成 PTV。

(3) 放疗剂量：PGTV 50 Gy/1.8～2 Gy(5～6 周)，PCTV 45 Gy/1.8～2 Gy (5～6 周)，靶区内剂量均匀性误差在±5%范围内，不能有冷热点存在，以免影响治疗效果和损伤周围正常组织。同时勾画并评估直肠、乙状结肠、膀胱、股骨头、股骨颈等周围正常组织受量，不能超过其受量。对于不能手术切除的体积局限的肉眼病灶或淋巴结，可以进行腔内局部加量，也可以采用高度适形的调强照射技术对病灶进行局部加量放疗，其周围正常组织也不会超过限量，追加剂量一般为 10～20 Gy或更高，总剂量控制在 70～80 Gy。

七、宫颈癌的腔内放射治疗

1. 近距离照射将密封的放射源通过无创性操作直接或间接放入人体的天然腔道内(如子宫腔、阴道、食管等)为腔内照射。将放射源通过有创性操作直接或间接放入肿瘤组织间进行局部照射为组织间照射，二者统称为近距离照射。子宫通过阴道与体外相通，放射源置入阴道和宫腔内较为方便，且宫颈、宫体及阴道对放射线耐受量较高，不易出现穿孔等并发症，放射源距离肿瘤最近，可以用较小的照射体积取得较大的放疗效果。其特点是治疗距离极短，放射源肿瘤剂量下降较快，周围组织受量较小而肿瘤局部剂量很高。放射源的放置应保持无菌，避免宫腔感染。既往医者往往暴露在放射线下，现在由于后装治疗的出现，医者受到的伤害已经降到极小(表 16-2)。

表 16-2 腔内照射的放射源

放射源	镭 226	钴 60	铯 137	铱 192
放射比度 (Ci/cm^3)	2.1 最高 3.8	1 900	27.5	9 000
半衰期(年)	1 590	5.3	33	0.2(74 天)
特点	半衰期长,剂量恒定,衰变产生氡气,比度小,已被临床淘汰	能量高 防护困难 比度大 可用于高剂量率后装治疗	比度小 不能用于高剂量率后装治疗	比度大 目前广泛用于高剂量率后装及组织间照射 半衰期短

2. 传统的腔内照射法　按照发明的时间顺序分为斯德哥尔摩法(1914 年)、巴黎法(1919 年)、曼彻斯特法(1938 年)和北京法(1958 年)等,绝大多数情况下使用的是镭、铯放射源,每种方法均对前面的方法进行改进而成,不过目前随着后装治疗的成熟,上述几种方法目前已较少使用。这几种方法共同特点是阴道的照射剂量高,宫腔的剂量相对较低,都能形成宫颈癌治疗需要的理想曲线,但由于操作麻烦,医务人员放射暴露机会多,目前已被弃用。

3. 组织间照射　适用于宫颈病灶较清楚,插植处无明显感染且对其他器官无影响时,也可以用于宫颈放疗效果不显著时。巴黎法较适用于组织间照射。

4. 后装腔内放疗　后装腔内放疗是先由医师将空载的放射容器放置于体腔内病变部位,然后由技师在有防护屏蔽的条件下通过施源器管道远距离地将放射源运输到容器内进行放射治疗。腔内放疗通常与外照射结合,是宫颈癌根治性放射治疗中的一种重要治疗手段。目前我国主要采用宫腔管联合阴道施源器的腔内治疗方法。根据患者体质状况及肿瘤大小不同等选择不同的阴道施源器和宫腔管联合使用。当联合外照射时,近距离放疗通常在肿瘤体积已明显缩小时使用,一般放疗疗程已到后期,这时施源器放置的位置可以达到近距离治疗的理想的几何形状剂量分布。后装腔内治疗机按照其对"A"点放射剂量率的高低可以分为低、中、高三类:低剂量率后装机(A 点剂量率 0.667～3.33 cGy/min)、中剂量率后装机(A 点剂量率 3.33～20 cGy/min)、高剂量率后装机(A 点剂量率在 20 cGy/min 以上),此类机器源强度高,治疗时间很短,施源器微型化,无需扩宫,为目前应用最广泛的一种。后装治疗机的容器一般为金属管,包括宫腔容器、阴道容器和针状容器,放射源可以在体内形成线性或非线性摆动,可以形成多种形状的剂量曲线,宫腔源与阴道源联合使用时,形成的剂量曲线较为理想。后装治疗的方法:多采用高剂量率腔内治疗,一般每周 1～2 次,偶有每周 2～3 次或两周一次,宫腔和阴道可以同时或分别照射,每周"A"点剂量在 5～10 Gy 以内,"A"点总剂量控制在 35～

45 Gy，体外加腔内放疗整个疗程剂量因患者临床分期、肿瘤大小的不同而有差别，一般总剂量不超过 75～90 Gy。直肠、膀胱等周围脏器 ICRU 参考点剂量应限制在 A 点处方剂量的 60%～70%或以下，最高不应超过 A 点处方剂量的 80%，超量时应减少驻留点或尽可能降低处方剂量。后装腔内放疗剂量通常以 A 点位参考点进行计算，由于放射源的位置不可能每次都相同，肿瘤体积也在逐渐缩小，且肿瘤为一立体结构，单用 A 点不能反映肿瘤的实际剂量。目前使用的高剂量率后装治疗机通常采用三维后装腔内治疗机的计划系统进行设计，在这个计划系统里，电脑可以设计出较为理想的放射治疗曲线。体外联合腔内放疗时，体外照射剂量为每次 1.8～2 Gy，腔内近距离放疗剂量按照低剂量率为 40～70 cGy/h 时 A 点剂量计算。应用高剂量率（HDR）进行近距离腔内放疗时，需要通过线性二次模型将 A 点高剂量率后装的剂量转换为具有等同生物学效应的低剂量率剂量。通常 HDR 近距离放疗仅进行 4～5 次宫腔和阴道施源器的置入，A 点剂量为每次 6～7 Gy，A 点 4～5 次总剂量达到 28～30 Gy，换算成 LDR 等效生物学剂量 A 点大约为 40 Gy。已有大量证据表明，由图像引导的近距离腔内放疗可以提高患者的生活质量和生存率并可以减少治疗副反应。推荐放疗前行 MRI 检查作为评估残留肿瘤最佳的影像方法。近距离放疗的剂量分割按照 A 点每次 2 Gy 等效生物效应（EQD2）的目标进行计算，若肿瘤很小或肿瘤对放疗非常敏感，照射几次后消退迅速，应当适当减少近距离腔内放疗的剂量，尽可能减少因腔内放疗引起的不良反应。三维后装推荐采用 GEC-ESTRO 的靶区勾画的 GTV、CTV 概念，采用 MRI 图像勾画靶区时，推荐以 T2WI 序列所显示的肿瘤范围为 GTV。而 CTV 的勾画按照肿瘤负荷大小和复发的危险程度可以分成三类：高危 CTV（HR-CTV）包括全部宫颈组织和肉眼可见的肿瘤侵犯的周围组织范围；中危 CTV（IR-CTV）主要指明显的显微镜下可见的肿瘤区，建议包括外照射放疗前的肿瘤区域；低危 CTV（LR-CTV）包括可能的显微镜下可见的播散区，一般仅用手术或外照射方法处理，不建议行内照射。推荐按照 D90、D100 分别评估三维腔内放疗的 GTV、HR-CTV 和 IR-CTV 的靶区剂量是否合适，以 V150、V200 分别评估高剂量靶区体积；以 D1cc、D2cc 分别评估危及器官（Organs At Risk，OAR）的受量。评估时不应忽略 A 点剂量及直肠参考点剂量，仍需准确评价。如果高危 CTV 靶区（HR-CTV）的剂量已经达到 80 Gy 时，肿瘤体积仍然较大或退缩不佳时，应局部加大剂量至 87 Gy 或以上。按照既往已公布 NCCN 指南，宫颈癌放疗正常组织的限量为：直肠 2cc≤65～75 Gy；乙状结肠 2cc≤70～75 Gy；膀胱 2cc≤80～90 Gy。若达不到上述参数要求，可以增加组织间插植放射性粒子来提高肿瘤局部剂量。

5. 腔内照射与体外照射联合治疗　极少数早期宫颈癌可以仅行腔内照射，术后放疗如无明显残留的患者，可以只行外照射治疗。大部分病人均需行腔内及体外联合照射，尽量在靶区内形成剂量分布较为均匀的有效治疗。宫颈癌的放疗应该在8周内完成，否则影响疗效。

6. 放疗并发症　按照放射治疗的并发症的发生时间的先后关系，放疗并发症分早期并发症和晚期并发症。放疗并发症的发生多由于照射的总剂量、分割次数、单次剂量、照射方法、正常组织受照射的面积、放射源类别、一疗程所需时间等因素不同，以及不同病人对放射线的个体差异引起，其发生几率及严重程度也有很大差异。放疗前应充分做好准备，详细了解病史，强调个体化原则，尽可能减轻放疗并发症的发生。

(1) 早期并发症：主要指放射治疗过程中及放射治疗后不久发生的并发症，一般指放疗结束后3个月内发生的并发症。

① 盆腔感染：宫颈癌常合并局部感染，也可能在进行内照射时，也可能因无菌操作不严格引起，放疗也可加重感染。感染常影响放射治疗的效果，预防是关键，在放疗前应尽量控制感染。

② 阴道炎：腔内放疗时，可以因插管引起物理性损伤和感染，也可以因内照射引起物理性炎症，出现阴道黏膜水肿、充血、持续性疼痛、阴道排液等，及时的阴道冲洗、必要时局部使用抗生素是预防阴道炎的关键。

③ 外阴炎：由于照射影响，外阴皮肤易出现破溃、充血及湿疹等，保持外阴清洁干燥是预防的关键。

④ 全身反应：包括骨髓抑制、胃肠道反应、乏力，部分病人甚至出现全身不适。主要表现为食欲缺乏、恶心、呕吐、粒细胞减少、血小板减少等。需及时给予对症处理，必要时暂时停止放疗计划执行。

⑤ 直肠反应：表现为里急后重、血便、黏液便、疼痛等，出现后应暂停放疗计划执行，待放疗反应减轻后再执行放疗计划。

(2) 晚期并发症：主要指在放射治疗后3个月至2年内发生的并发症，也有少部分在2年后发生。常见的并发症有放射性肠炎、放射性膀胱炎、皮肤及皮下组织改变、盆腔纤维化、二源癌等。

① 放射性肠炎：受盆腹腔放疗影响最多的肠道包括小肠、乙状结肠和直肠，小肠损伤表现为肠管纤维化，易引起肠粘连、肠瘘、肠梗阻等，放射性直肠炎是最多见的肠道并发症，发生在放疗后1～1.5年较多，表现为大便次数增多、腹泻、黏液便和便血等，甚至可出现直肠阴道瘘，给患者生活质量造成严重影响，且外科修补效果不佳。

② 放射性膀胱炎：膀胱对放射线的耐受量相对较高，因此放射性膀胱炎的发生率较放射性直肠炎的发生率明显减低。主要表现为尿路刺激症状、血尿、排尿困难等。膀胱镜检查可见膀胱充血、水肿、溃疡等，严重者出现膀胱纤维化、膀胱阴道

瘘等，多发生在放疗结束后1年半左右。治疗相对困难，造成病人生活质量严重下降。

③ 皮肤及皮下组织改变：皮肤及皮下组织受外照射的影响较大，皮肤和肌肉的纤维化较多见。一旦发生，治疗比较困难，应以预防为主。

④ 盆腔纤维化：易出现盆腔组织增厚，冰冻骨盆，与盆腔复发较难区分。甚至部分严重病人可以出现淋巴管和输尿管梗阻，导致下肢皮肤水肿、肾盂积水等。

7. 危及器官的耐受剂量　宫颈癌放射治疗的危及器官较多，盆腔内脏器官主要包括部分小肠、全部膀胱、结直肠、骨髓、皮肤和输尿管等，放疗一般采用TD5/5表示正常组织的最小放射耐受量，其定义是：放射治疗后5年内，正常组织严重并发症发生率不超过5%的概率(表16－3)。

表16－3　盆腔放疗正常组织TD5/5(Gy)

器官	损伤	TD5/5	照射面积或长度
皮肤	溃疡、严重纤维化	55	100 cm^2
小肠	溃疡、穿孔、出血	50	100 cm^2
结肠	溃疡、狭窄	45	100 cm^2
直肠	溃疡、狭窄	60	100 cm^2
肾脏	急、慢性肾炎	20	全肾
膀胱	挛缩	60	整个膀胱
输尿管	狭窄	75	5～10 cm
卵巢	永久不育	2～3	整个卵巢
子宫	坏死、穿孔	＞100	整个子宫
阴道	溃疡、瘘管	90	全部

八、影响宫颈癌放射治疗预后的因素

1. 贫血　宫颈癌病人贫血的原因是慢性失血和急性大出血，贫血患者瘤床血氧供应差，众多临床研究已证实，血红蛋白低是放疗疗效差的原因之一，血红蛋白降到80 g/L以下时，放疗疗效明显下降。因此放疗前应积极纠正贫血，对提高放疗疗效是十分有益的。

2. 宫腔积脓　主要原因是由于宫颈管受到堵塞，宫腔内因肿瘤或放射反应所产生的排出物淤积继发感染引起。有研究证实，宫颈癌合并宫腔积脓者，其5年生存率明显降低。出现宫腔积脓时，应及时进行扩宫引流，必要时进行刮宫活检，明确无癌后积极抗感染治疗。

3. 盆腔感染　肿瘤破坏及盆腔的检查和操作均有可能导致原有的感染扩散或引发新的感染。盆腔感染是影响宫颈癌预后的重要因素之一，盆腔感染持续的时间越长，患者的5年生存率越低。放疗开始前应积极预防感染，有感染者需感染控制后再行放疗。

4. 输尿管梗阻　Ⅲ～Ⅳ期宫颈癌患者由于宫旁侵犯，导致输尿管堵塞出现肾盂积水，轻度的肾盂积水不影响放疗的进行。对于重度肾盂积水的病人，应先进行输尿管内或外引流术，待肾功能改善后再行放疗。重度、放疗后肾盂积水复发或新出现肾盂积水的病人预后较差。

5. 病理类型　目前大多数的意见认为，鳞癌比腺癌对放射线敏感，且腺癌易出现复发和转移。已有研究证实，腺癌比鳞癌放疗的5年生存率低20%左右。目前主张腺癌在放疗后应尽量手术切除残余肿瘤，手术与放射治疗的综合治疗可以提高腺癌的疗效。

6. 放疗剂量和疗程　剂量过小和疗程过长，肿瘤的破坏受到抑制；剂量过大或疗程过短，周围正常组织损伤较大。因此A点剂量应以70～80 Gy，总疗程以6～8周为主。

第十七章　宫颈癌的内科治疗

宫颈癌的治疗以手术和放疗为主，但近年来随着化疗药物和分子靶向药物的不断更新，内科治疗越来越在宫颈癌的治疗中扮演着重要的作用。宫颈癌的内科治疗包括化疗、分子靶向性治疗、姑息治疗等。其中化疗在宫颈癌治疗中的作用更值得重视，主要包括应用放疗时的同步放化疗；术前的新辅助化疗及术后患者的辅助化疗；晚期远处转移、复发患者的姑息治疗等。治疗宫颈癌的化疗药物主要有铂类、紫杉醇类、异环磷酰胺、抗代谢类药物氟尿嘧啶、吉西他滨以及拓扑替康和伊立替康等。

一、宫颈癌的化疗

1. 同步放化疗　是指在放疗时为了增强放疗的疗效同时进行的化疗，也称为增敏化疗。已有大量研究证实，同步放化疗可以使患者死亡风险明显下降，且明显延长患者生存期。同步化疗的目的是为增强放射线的敏感性，但其副作用不能影响放疗的正常进行。化疗增敏的机理表现为：抑制放疗过程中肿瘤细胞损伤的修复，进一步降低肿瘤细胞再增殖；促进肿瘤细胞在放疗过程中再同步化，使休眠期细胞进入对放射线敏感的有丝分裂期，提高治疗的效果；提高肿瘤细胞的氧合能力；化疗的细胞毒作用对肿瘤细胞的杀伤作用。同步放化疗推荐用于局部晚期（ⅡB期以上）宫颈癌病人的初始治疗和子宫切除术后有中高危因素的病人的进一步治疗。目前《宫颈癌诊疗规范（2018 年版）》推荐的同步化疗的方案有以下几种。

（1）顺铂周疗方案：单药顺铂 30～40 mg/m^2 周疗的方法已在放射治疗过程中被广泛应用。已有的研究证明，在具有肯定的生存优势的前提下，单药顺铂周疗还能提高抗肿瘤活性、增强患者放疗的耐受性、降低成本等优点。推荐在放疗开始的第一周同步行顺铂周疗，每周一次，持续 5～6 周。对于不能耐受顺铂的患者，卡铂可代替顺铂治疗。推荐使用下列方案：顺铂 30～40 mg/m^2，放疗开始后第 1、8、15、22、29 和 36 天。

（2）顺铂联合化疗方案：已有大量研究证明，顺铂联合紫杉类或氟尿嘧啶类药物在同步放化疗时具有明显优势。与顺铂单药方案相比，在局部控制方面无明显优势，但在控制远处转移方面，联合化疗优势明显，同时联合化疗也增加了放疗的全身细胞毒性,能更进一步地控制亚临床的转移。尽管顺铂联合化疗的毒性较顺铂单药组明显,但能更进一步地提高患者的生存获益。在患者不能耐受顺铂时,卡铂及奈达铂可以代替顺铂治疗。卫生健康委指南推荐的具体方案如下:

FP 方案

放疗开始后第 1、29 天,顺铂 50～70 mg/m^2 静脉滴注;

放疗开始后第 1～4 天,第 29～32 天,氟尿嘧啶 4 g/m^2 静脉持续泵入(维持 96 小时)。

TP 方案

放疗开始后第 1、29 天,顺铂 50～70 mg/m^2,紫杉醇 135～175 mg/m^2。

TP 周疗方案

放疗开始后第 1、8、15、22、29、36 天,顺铂 25～30 mg/m^2,紫杉醇 60～80 mg/m^2。

2. 新辅助化疗　新辅助化疗(neoadjuvant chemotherapy,NACT)是指患者在手术前按计划行 2～3 个疗程的化疗,其主要目的在于尽可能缩小肿瘤体积,杀灭微转移灶和易转移的亚临床病灶,使本来不能手术的患者能够获得手术切除的机会。多项研究显示,对于体积大的肿瘤,若手术不能完整切除,术前给予 2～3 周期的新辅助化疗可以使肿瘤体积明显缩小,新辅助化疗不但减少了术中播散,还能降低术后转移的几率。目前,主要用于局部肿瘤体积大的早期患者,使原来不能手术完整切除的肿瘤可以用手术完整切除。多数临床试验都已经证明 NACT 后行外科手术治疗是安全可靠的。在很多医疗机构,术前新辅助化疗已经成为局部晚期宫颈癌患者的治疗标准。新辅助化疗常以铂类为基础的联合方案为主,包括 PVB 方案(顺铂＋长春新碱＋博来霉素)、TP 方案(顺铂＋紫杉醇)、BIP 方案(顺铂＋博莱霉素＋异环磷酰胺＋美司钠)等。给药方式包括静脉全身化疗和动脉插管介入化疗。新辅助化疗选择毒性适中的方案为妥。常用的新辅助化疗方案如下:

TC 方案

第 1 天,紫杉醇 135～175 mg/m^2 静脉滴注;

第 2 天,卡铂 AUC 4～5 静脉滴注;

每 3～4 周重复,共 1～3 个疗程。

TP 方案

第 1 天，紫杉醇 135～175 mg/m^2 静脉滴注；

第 2 天，顺铂 50～75 mg/m^2 静脉滴注；

每 3～4 周重复，共 1～3 个疗程。

PVB 方案

第 1 天，顺铂 50 mg/m^2 静脉滴注；

第 1 天，长春新碱(VCR)1 mg/m^2 静脉滴注；

第 1～3 天，博来霉素(BLM)15 mg 静脉滴注；

每 3～4 周重复，共 1～3 个疗程。

BEP 方案

第 1 天，顺铂 50 mg/m^2 静脉滴注；

第 1～5 天，依托泊苷 70～100 mg/m^2 静脉滴注；

第 1～3 天，博来霉素 15 mg 静脉滴注；

每 3～4 周重复，共 1～3 个疗程。

BIP 方案

第 1～3 天，异环磷酰胺 1 g/m^2 静脉滴注；

第 1 天，顺铂 50 mg/m^2 静脉滴注；

第 1～3 天，博来霉素 15 mg 静脉滴注；

每 3～4 周重复，共 1～3 个疗程。

3. 辅助化疗　宫颈癌根治术后病理检查如果存在高危因素，则推荐行术后辅助化疗。术中未发现腹膜后淋巴结转移的早期患者(ⅡB 期以前)，若存在局部肿瘤体积大(＞4 cm)、深肌层浸润(＞1/3)和(或)脉管侵犯，推荐行术后放疗，或行铂类为基础的同步化疗。如术后发现存在腹膜后淋巴结转移、切缘阳性和宫旁转移等高危因素患者，推荐行盆腔外照射联合铂类为基础的化疗(同步或序贯)。

4. 姑息化疗　主要用于出现远处转移或复发的患者，这类患者已经失去了手术和放疗的机会。《宫颈癌诊疗规范(2018 年版)》推荐的用于晚期宫颈癌的联合化疗一线方案主要有二药方案和三药方案：二药方案以顺铂为基础，分别联合紫杉醇、拓扑替康、吉西他滨等，三药方案以顺铂＋贝伐单抗联合紫杉醇、拓扑替康、吉西他滨等，卡铂、奈达铂可以作为不能使用顺铂的代替治疗，此外拓扑替康联合紫杉醇也是备选方案。顺铂/卡铂、紫杉醇、吉西他滨及拓扑替康常用于单药一线化疗，贝伐单抗、多西紫杉醇、白蛋白结合型紫杉醇、表阿霉素、异环磷酰胺、伊立替康、丝裂霉素、培美曲塞、拓扑替康、长春新碱常用于宫颈癌的单药二线化疗。在临床实践中，常需结合患者的体能状况和耐受情况进行剂量调整。常用的姑息治疗联合化疗方案有：

TP 方案
　　第 1 天，紫杉醇 135～175 mg/m^2 静脉滴注；
　　第 2 天，顺铂 50～75 mg/m^2 静脉滴注；
　　每 3～4 周重复。
TC 方案
　　第 1 天，紫杉醇 135～175 mg/m^2 静脉滴注；
　　第 2 天，卡铂 AUC 4～5 静脉滴注；
　　每 3～4 周重复。
PTX/NDP 方案
　　第 1 天，紫杉醇 135～175 mg/m^2 静脉滴注；
　　第 2 天，奈达铂 70～80 mg/m^2 静脉滴注；
　　每 3～4 周重复。
BIP 方案
　　第 1～3 天，异环磷酰胺 1 g/m^2 静脉滴注；
　　第 1 天，顺铂 50 mg/m^2 静脉滴注；
　　第 1～3 天，博来霉素 15 mg 静脉滴注；
　　每 3～4 周重复。

除此之外，可能有效的化疗二线方案还有顺铂及其他化疗药物联合以及贝伐单抗等血管生成抑制剂的靶向治疗。

5. 铂类在晚期宫颈癌化疗中的应用　铂类是宫颈癌化疗中的基础药物，在晚期宫颈癌治疗中，先后出现了顺铂单药、顺铂联合其他药物的二药和三药方案。多数研究证明，高剂量给药顺铂100 mg/m^2 与顺铂单药 50 mg/m^2 相比，其生存率没有优势。同时卡铂等铂类药物代替顺铂也没有显示出生存方面的优势，因此每 3 周顺铂 50 mg/m^2 静脉滴注已经成为晚期宫颈癌单药治疗的标准方案之一。含铂类的二药、三药方案与顺铂单药方案相比，二药方案无明显毒性增加，中位生存期和有效率明显升高，且含拓扑替康的方案在总生存方面也有一定优势，目前含铂二药方案已成为晚期宫颈癌化疗的主要方案。虽然以铂类为基础的化疗已经成为不能手术的晚期宫颈癌患者的标准治疗，但是已有研究证明，复发后再次使用铂类治疗时其有效率明显降低，说明晚期宫颈癌的铂类耐药已经成为影响疗效的重要原因之一。目前在晚期宫颈癌化疗中用于顺铂耐药药物有卡铂/奈达铂、紫杉醇、拓扑替康、白蛋白紫杉醇等，已经显示出一定的治疗优势。

二、宫颈癌的介入治疗

宫颈癌的介入治疗包括经皮股动脉穿刺＋子宫动脉灌注栓塞术、局部冷冻、粒子置入及射频治疗等。其中自动脉灌注＋栓塞治疗是临床最常见的介入治疗方法，通过选择性子宫动脉插管并注入化疗药物和栓塞剂，是一种微创技术。其具体过程是：利用 Seldinger 技术，在 DSA 引导下，经皮穿刺股动脉插入特制的短导丝和血管鞘，拔出短导丝后，顺鞘插入长导丝，通过导丝的引导，将导管超选择性地插入子宫动脉，随后拔出长导丝，通过高压注射器注入造影剂对病变部位进行检查和诊断，确定有造影剂滞留，表示肿瘤染色明显，再次通过导管分别在左右子宫动脉内注入稀释的铂类为基础的化疗药物，随后在透视下注入海绵颗粒进行栓塞，直至肿瘤染色变淡或消失。其原理是将导管通过动脉超选择插入病灶血管通道，利用特殊物质进行栓塞、封堵血管，使肿瘤局部血流暂时或永久阻断，造成肿瘤部位缺血，从而“饿死”肿瘤。或者将高浓度的抗肿瘤药物直接注入病灶血管内“杀死”肿瘤。也可以将抗癌药物和栓塞剂混制成混悬液，然后再一起注入靶动脉，达到既阻断供血，又可以使药物停留于肿瘤区，使肿瘤组织被“杀死”“饿死”。其在宫颈癌的治疗过程中可以起到如下作用：

1. 局部晚期宫颈癌（ⅡB 期）的术前新辅助化疗　宫颈癌病理类型以鳞癌为主，大多数情况下对顺铂较为敏感，且顺铂为剂量依赖性药物，剂量越大，疗效就越好，局部动脉灌注介入化疗能使肿瘤局部的药物浓度明显高于全身静脉化疗，且存在首过效应，到达全身时药物浓度已明显降低，其治疗的不良反应也比静脉化疗大大降低。目前已有大量研究证明，介入治疗的肿瘤局部有效率明显优于全身静脉化疗，且术前介入治疗有助于减少脉管癌栓、区域淋巴结转移、宫颈旁浸润、阴道切缘残留及卵巢转移等预后不良因素，术前介入治疗由于其对血管的栓塞作用，还能够减少外科手术中出血量。

2. 宫颈晚期癌的姑息治疗　对于手术和放疗后复发的患者，由于盆腔局部的血管紊乱，血供较差，静脉化疗药物不易进入肿瘤局部区域，直接进行动脉灌注化疗可以明显增加肿瘤局部的药物浓度，提高局部疗效。因此大多数观点认为，盆腔动脉大剂量灌注化疗对盆腔复发或转移的癌灶有明显疗效。近些年来，粒子植入、射频、冷冻等介入微创技术在恶性肿瘤的治疗中取得重大进展，这些微创技术操作相对简单、安全，病人易接受，对于已接受足量放化疗而无法手术的患者非常适合。

3. 宫颈癌出血的栓塞治疗　大出血是宫颈癌患者死亡的主要原因之一，可发生于病程中的任何时期，对于晚期宫颈癌患者，已经无法手术，仅能通过输注止血药物和局部纱布填塞进行保守治疗，如果出血无法停止，可以急诊行子宫动脉栓塞治疗，大部分可以起到止血效果，同时也能减少肿瘤血供，达到“饿死”肿瘤的目的

(图 17-1,图 17-2)。

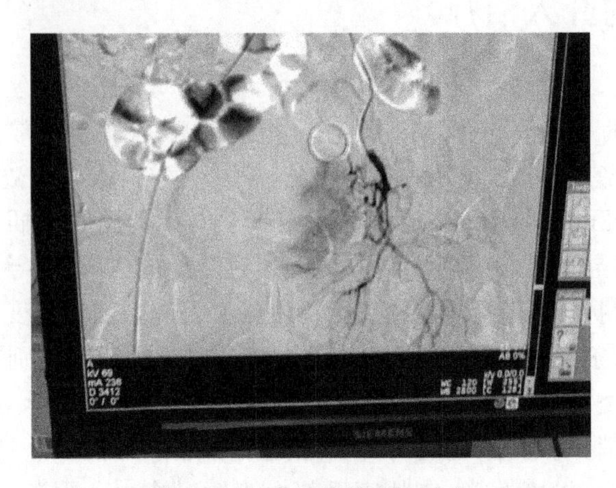

图 17-1　宫颈癌栓塞治疗前

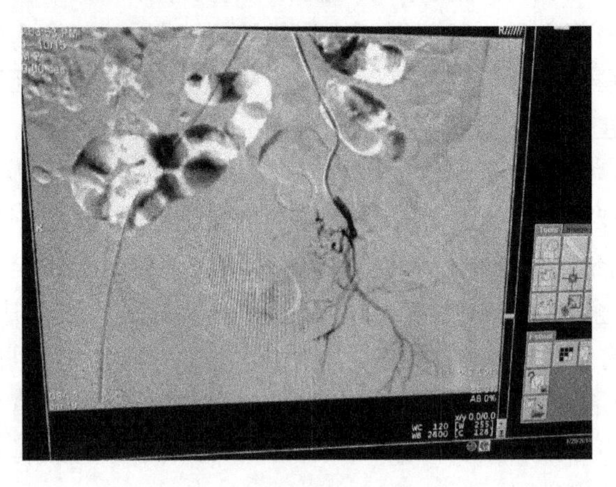

图 17-2　宫颈癌栓塞治疗后

三、宫颈癌的生物和分子靶向治疗

目前宫颈癌的治疗方式包括手术、放疗、化疗,但对于晚期或复发转移性宫颈癌,化疗的有效率偏低和易发生耐药,已成为制约疗效的主要原因。生物治疗和分子靶向治疗的兴起,为宫颈癌的治疗开辟了新的途径。目前针对宫颈癌靶向治疗的研究,主要有血管生成、细胞受体、信号转导等针对肿瘤细胞特异性靶点的治疗药物。

1. 血管生成抑制剂

(1) 贝伐单抗:为单克隆抗体,是一种人源化的血管内皮生长因子(VEGF)单抗，其机理是阻断由 VEGF 所诱导的血管内皮细胞的增殖分化、迁徙及存活，使血管内皮细胞的通透性下降，抑制氧化亚氮及组织因子的生成，进一步抑制肿瘤血管的生成。贝伐单抗已在结直肠癌、肺癌等多种实体瘤中体现出抗肿瘤疗效，也有多个研究报道贝伐单抗与化疗药物联合用于宫颈癌的治疗，已经显示出这些联合治疗是安全有效的。同时也发现在联合治疗中与贝伐单抗有关的不良反应明显增多，但作为宫颈癌二线治疗药物仍有重要意义，为提高难治性宫颈癌的疗效开辟了新方法，对延长患者的生存期提供了新的途径。

(2) 舒尼替尼：为多靶点的小分子酪氨酸激酶抑制剂(TKIs)，通过抑制 VEGF 受体(VEGFR)达到抑制肿瘤血管生成的目的。通常用于肾癌和胃肠间质瘤的治疗，已有报道在晚期宫颈癌的治疗中有一定疗效。

(3) 其他小分子多靶点酪氨酸激酶抑制剂，如帕唑帕尼也是一种多靶点的 TKI 药物，已有研究证实该药用于晚期和复发性宫颈癌患者具有较小的毒性并能延长患者的无进展生存期(PFS)。国产小分子多靶点 TKIs 如阿帕替尼、安罗替尼、呋喹替尼等也已上市，在晚期宫颈癌患者中也有应用，还需要大规模临床试验证实。

2. 表皮生长因子受体家族抑制剂　EGFR 信号通路在许多恶性肿瘤的产生过程中具有重要作用，是一种细胞跨膜糖蛋白酪氨酸激酶受体，已证实在宫颈癌中 EGFR 存在明显过表达，且证实 HPV 感染 是宫颈癌中 EGFR 过表达的重要原因之一。在 EGFR 高表达能促进宫颈癌患者的肿瘤血管生成和肿瘤转移。目前表皮生长因子受体家族抑制剂主要有两类：EGFR 单克隆抗体和酪氨酸激酶小分子化合物 TKI。EGFR 单克隆抗体主要抑制肿瘤血管形成及肿瘤细胞增殖，抑制肿瘤细胞转移和诱导促进肿瘤细胞凋亡。

(1) EGFR 单克隆抗体：已上市的有西妥昔单抗、曲妥珠单抗和帕尼单抗等。西妥昔单抗是一种能与肿瘤细胞上的 EGFR 进行特异性结合的单克隆抗体。西妥昔单抗目前在宫颈癌的治疗中疗效不确定，虽然有试验证明对体外宫颈癌细胞株敏感，但仍然有临床研究显示在复发性宫颈癌治疗时，西妥昔单抗单药及联合化疗药都未显示出明显的临床疗效。而盆腔放疗时，同步行顺铂联合西妥昔单抗治疗却疗效确切，但存在毒性大，放疗时间长等缺点。

(2) TKIs：以吉非替尼和厄罗替尼为代表，其主要是抑制酪氨酸激酶的活性，并阻断细胞信号转导，抑制细胞损伤的修复，诱导细胞凋亡。已有试验证实在宫颈癌的治疗中有一定的疗效，但需要进一步验证。

(3) mTOR 抑制剂：为哺乳动物西罗莫司的靶蛋白，在基因转录、蛋白质的翻译起始、核糖体的生物合成及细胞凋亡等过程中发挥重要作用，有抑制凋亡、促进增殖的功能。如果 mTOR 信号通路调控异常，则可以引起癌基因的转化、肿瘤血管生成发生异常,导致肿瘤发生和生长。mTOR 抑制剂参与阻断各类与生长因子有关的异常信号的转导,进一步抑制癌肿瘤的发生和发展。mTOR 抑制剂主要是西罗莫司及其衍生物,如坦西莫司已被临床应用于肾细胞癌的治疗,在宫颈癌治疗的临床研究也正在开展。

总之,宫颈癌分子靶向治疗还处于起步阶段,临床试验较少,贝伐单抗是唯一被批准为宫颈癌二线治疗的靶向药物,其他的血管生成抑制剂及 EGFR 靶向治疗药物的临床研究也较多,虽有部分有效的病例,但都没有取得太大的成功。其他类型的靶向药物临床研究也有报道,但仍未取得令人信服的效果,相信在不久的将来,随着基础和临床研究的深入,分子靶向药物必定会成为宫颈癌治疗的有力武器。

第十八章　几种特殊类型宫颈癌的治疗

一、妊娠合并宫颈癌

由于定期产检制度的存在，妊娠合并宫颈癌目前已经罕见。妊娠期间由于子宫的血流量增大，易出现扩散和转移，早期诊断和治疗是关键。

妊娠合并宫颈癌的诊断和治疗与一般宫颈癌无明显差别，需要重视的是处理好妊娠与治疗的关系。妊娠早期一般先流产后处理宫颈癌，而在妊娠后期，如发现宫颈癌，则应根据肿瘤分期来确定治疗方式。ⅠA～ⅠB1期可等分娩时再处理，一般选择剖宫产的同时行宫颈癌根治手术。如分期已晚于ⅠB1期，最好尽早行剖宫产并行根治性手术或根治性放疗。

妊娠合并宫颈癌预后较差。

二、宫颈残端癌

宫颈残端癌是指因子宫良性病变或其他原因行子宫次全切除术后或宫颈病变切除部分宫颈后的残留部分发生的癌变。在术后2年以内发生的宫颈残端癌变称为隐性残端癌，多因术前已存在但未被发现；发生在手术2年以后的宫颈残端癌成为真性残端癌，一般为术后残端癌变引起，可发生在术后2年或更长时间。

宫颈残端癌的早期症状不明显，常因体检或其他原因检查时被发现。大部分浸润宫颈残端癌患者症状与宫颈癌相似，有阴道不规则流血或阴道分泌物增多现象。继发感染时，可因组织坏死，分泌物增多出现恶臭，以及腰酸腰痛、小腹坠胀等。其发病率较低，组织学类型与宫颈癌相似，但腺癌发病率相对较高。由于先前手术已破坏了淋巴系统，术后已建立丰富的淋巴循环，发生淋巴结转移的几率较高。

治疗上和宫颈癌原则相同，仍以手术、放疗、化疗为主。早期残端癌以手术为主，手术方式和普通宫颈癌相同；各期宫颈残端癌均可行放疗或同步放化疗，放疗方法也是以外照射联合内照射为主。晚期宫颈残端癌的化疗方案与宫颈癌相同。

早期宫颈残端癌的预后较好，晚期宫颈残端癌的预后较差。

三、宫颈复发癌

宫颈复发癌多数发生于盆腔，少部分为远处转移，多由于放疗或手术失败引起。其临床表现因复发部位不同而异，子宫体、宫颈、阴道部位的复发，表现为出血和排液增多。宫旁或盆壁复发，表现为疼痛和水肿。其诊断一般依据临床或病理确定。

复发癌的治疗必须结合既往病史、治疗方法而定。对于孤立性病灶，尽量手术，对于放疗应保持谨慎态度，防止严重放疗并发症出现。放疗后2年出现局部复发的患者，可以行外照射加局部内照射治疗。对于手术后复发，可以按照首次放射治疗的原则处理，远处转移者以姑息性化疗为主，复发癌一般预后较差。

四、宫颈腺癌

宫颈腺癌的发病率约占宫颈癌的5%，其临床症状和体征与鳞癌基本相同。宫颈腺癌的生长方式较鳞癌稍有不同，多向宫颈管内生长，无明显可见病灶，诊断时需行宫颈管诊刮术或锥切活检术。

宫颈腺癌的治疗原则与鳞癌差异不大，因其对放化疗的敏感性较差，早期宫颈腺癌更偏向于手术治疗，术式一般以广泛子宫切除术＋盆腔淋巴结清扫术，即使淋巴结阴性时，也易出现淋巴结转移，应给予辅助放化疗，其同步化疗以顺铂单药为基础。

局部晚期宫颈腺癌应以放疗为主，放疗后辅助化疗，化疗方案同宫颈鳞癌，但紫杉醇联合顺铂方案的有效率更高。

五、宫颈小细胞癌

宫颈小细胞癌是恶性程度较高的一种神经内分泌癌，其临床症状体征同一般宫颈癌无异，生物学行为类似小细胞肺癌，已出现全身转移，因此手术、放疗的效果不理想。目前多以化疗为主，辅以局部放疗或手术的综合疗法。宫颈小细胞癌的主要化疗方案同小细胞肺癌，顺铂联合依托泊苷的化疗方案取得了不错的疗效。

第十九章　宫颈癌的预后及随访

一、预后

多个研究分析发现，年龄、临床分期、病理类型、淋巴结转移等均是影响宫颈癌患者预后的原因之一。年龄越轻，尤其是35岁以下的患者，其5年生存率明显低于35岁以上的患者，分析其原因是35岁以下的年轻患者肿瘤直径比大于35岁患者大、非鳞癌比例较高、术后病理危险因素如宫颈间质浸润深度、生长方式、脉管浸润较高等，较易发生复发和转移，所以患者的预后相对较差。也有研究表明临床分期是患者预后的独立危险因素之一，与患者的预后紧密相关，临床分期越晚，其5年生存率就越低。一般来说，临床分期与淋巴结转移也有较大关系，分期较晚的患者的淋巴结转移率较高，患者的预后相对较差。多个研究发现病理类型也是宫颈癌患者预后的非常重要的独立危险因素之一。不同病理类型的患者在5年生存率上有明显差异，最高的是腺鳞癌，随后分别是鳞癌和腺癌。其原因可能是腺癌内生型居多，该型更年期妇女较多，可能与更年期妇女内分泌激素的紊乱有一定的关系。腺癌较鳞癌更多地浸润至宫颈深层组织，更容易侵犯淋巴管、脉管间隙，患者的预后更差。宫颈癌容易转移到盆腔淋巴结，研究发现，淋巴结转移也是宫颈癌患者预后的独立危险因素之一，发生盆腔淋巴结转移后宫颈癌患者预后明显变差。总而言之，年龄、临床分期、病理类型、淋巴结转移均是宫颈癌患者预后的独立危险因素，且术后肿瘤浸润深度、脉管侵犯、肿瘤大小等均与宫颈癌的预后密切相关。

二、随访

宫颈癌患者的第一次随访一般在出院后第1个月，1年内每隔3个月定期复查1次；第2年复查时间相对延后，每3～6个月定期复查1次；第3～5年按照半年复查1次，每年2次；第6年起1年1次。随访内容主要包括询问病情、全身状况检查、浅表淋巴结检查，重点检查盆腔、阴道细胞学、胸部CT、腹盆腔CT、B超、血常规、肝肾功能等。

第二十章 子宫体癌

第一节 子宫体癌临床表现和诊断

一、概述

子宫体癌主要指子宫内膜癌，是一种原发于子宫内膜的上皮性恶性肿瘤，其主要原因与雌激素失调、过度肥胖、绝经延迟、未孕未育等有关。多见于中老年妇女，我国子宫体癌的发病率随着近年来生活方式的改变逐渐升高，在妇科肿瘤中居于第三位，在子宫恶性肿瘤中居于第二位，仅次于宫颈癌。

二、高危因素

1. 内分泌失调　为一类存在雌激素分泌过多的疾病，往往同时存在孕激素抵抗减少，包括多囊卵巢综合征、无排卵性不孕等，这类患者多存在不孕不育，子宫内膜增生明显，长期的子宫内膜增生导致子宫内膜增厚，导致癌变的发生。

2. 年龄　多见于50岁以上的中老年妇女，50～59岁最多，这类妇女往往存在绝经延迟，子宫内膜持续增生增厚。

3. 高血压、高血糖、高体重人群　这一人群存在典型的三高症状，称为子宫内膜癌三联症，研究表明：高血糖妇女，子宫体癌的发病率较正常人升高2.8倍以上，长期高血压患者发病率较正常人升高1.8倍以上，体质指数(BMI)升高越多，子宫体癌的发病率明显升高，当BMI>35时，其发病率为正常人的3.7倍。

4. 绝经延迟　绝经延迟的妇女，最后几年并无排卵发生，已失去生育能力，此时雌激素持续处于高位而无孕激素对抗，子宫内膜持续增厚，易发生癌变。

5. 卵巢疾病　尤其卵巢肿瘤患者，疾病的刺激导致雌激素持续分泌过多，子宫内膜持续增厚，出现子宫内膜的癌变。

6. 遗传因素　约20%的子宫内膜癌患者有家族史，尤其林奇综合征患者出现子宫内膜癌的风险更大。

7. 他莫昔芬　是一种雌激素受体修饰剂，雌孕激素受体阳性的乳腺癌患者长期服用后，可能会出现子宫内膜增厚，经期延长等，也是子宫内膜癌的高危因素之一。

8. 生活方式和外源性雌激素过多　包括缺少运动、吸烟、酗酒、喜食肥肉等，会导致脂肪堆积，出现内源性雌激素过多。如果长期服用外源性雌激素，导致绝经延迟，也会出现子宫内膜增生增厚。

三、分型

根据与雌激素的关系可以分为雌激素依赖型和非雌激素依赖型，腺癌和黏液腺癌多为雌激素依赖型，而透明细胞癌、肉瘤及黏液癌、浆液癌的发生与雌激素无关，称为雌激素非依赖型。雌激素依赖型子宫内膜癌多因雌激素分泌过多，刺激子宫内膜过度增生增厚，导致癌变。而非雌激素依赖型子体内膜癌与雌激素无关，不出现子宫内膜的过度增生增厚，其发病机制与其他因素相关。

四、临床表现

1. 症状　少数极早期患者无明显症状，多因行妇科检查时发现，治疗效果相对较好。大多数患者出现症状时已为中晚期，其表现在以下几方面。

（1）不规则阴道出血：为子宫内膜癌的最多见的主要症状，初始出血量较少，不易引起重视，随后出血量逐渐增多达中等量。既往月经不调的妇女多易忽视，围绝经期妇女常易认为是月经紊乱引起，因此及时行妇科检查非常重要，绝经后妇女出现少量阴道血性分泌物时，应及时就医。晚期病人在阴道出血时可能混有烂肉样组织流出。

（2）阴道排液增多：早期排液量较少，以后逐渐增多，部分患者的阴道排液以白色为主，易误认为白带增多，后期合并感染时，部分出现恶臭和脓血性分泌物，甚至出现肉样组织。

（3）下腹部疼痛：肿瘤易导致宫腔出血和感染，导致子宫收缩，引起下腹部阵发性疼痛；绝经后患者一旦合并感染，易出现宫腔积脓，出现下腹部持续性坠胀痛。晚期患者可出现子宫穿孔或侵犯周围的子宫旁韧带和部分周围器官如膀胱、直肠等，出现持续性的疼痛。侵犯盆腔神经时，可引起持续性加重的疼痛，可同时出现腰骶痛和同侧下肢放射性疼痛。

（4）发热、消瘦等恶病质症状：病情发展到晚期时，往往出现全身不适、消瘦、发热等，甚至部分病人出现严重的贫血等。

2. 体征

（1）腹部包块：早期内膜癌一般无明显阳性体征。但大多数患者往往合并有一些系统性疾病，因此会出现糖尿病、高血压或心血管疾病的相关体征。全面查体时，应注意是否有贫血貌，因子宫内膜癌患者多数伴有长期失血导致贫血。触诊时应注意浅表淋巴结是否肿大，如锁骨上、腹股沟淋巴结等是否肿大。如子宫体癌患者合并较大子宫肌瘤，或疾病处于晚期伴有宫腔积脓或盆腹腔转移时形成巨大包块，触诊时可能在腹盆部触及包块，多数为实性，活动度差，有时伴轻度触痛。

（2）其他体征：子宫内膜癌晚期患者可因病灶浸润压迫一侧或双侧髂血管引起同侧下肢水肿疼痛；肿瘤浸润压迫输尿管时可引起同侧输尿管梗阻，出现肾盂、输尿管积水，严重者导致肾萎缩、肾衰竭；长期出血会导致中、重度贫血；晚期肿瘤消耗可出现消瘦、发热、纳差等全身衰竭表现。

3. 妇科检查　妇科查体时应尽量行妇科三合诊。早期患者三合诊盆腔检查大多无明显异常，甚至有些患者子宫质地偏软。晚期子宫内膜癌患者因病变先后侵犯宫颈、子宫旁结缔组织和韧带、输卵管、卵巢等附件或盆腔淋巴结显著增大时，妇科三合诊检查时会触及宫颈或颈管质地变硬或增大、子宫旁主韧带及骶韧带增厚和弹性下降、盆腔或盆壁处肿物或肿大固定的淋巴结。

五、辅助检查

1. 影像学检查

（1）超声检查：B超检查方便易行，具有无创性，并且诊断符合率高，已经成为子宫内膜癌最常见的检查方法，其可以测量子宫大小、子宫内膜厚度、宫腔内有无赘生物以及有无肌层浸润及其深度等。由于肥胖者子宫内膜癌患者较多，因此经阴道介入超声比经腹部超声更易显示宫腔变化。目前更多强调绝经后阴道出血患者进行B超的初步检查。绝经后妇女内膜厚度$<$5 mm时，子宫内膜癌的阴性预测值高。如子宫内膜厚度$>$5 mm时，应对患者进行子宫内膜活检。

（2）MRI检查：已成为子宫内膜癌患者首选的影像学检查，其优点是不但能够清晰区分子宫内膜和肌层结构，以及病变大小、位置及肌层侵犯深度，还能够确定宫颈、阴道是否侵犯以及是否侵犯子宫周围组织和器官，如阴道、膀胱及直肠是否受侵犯；盆腔内是否有肿瘤播散，并能进一步观察区域淋巴结转移情况。能够鉴别其他子宫占位性病变，如子宫内膜息肉、黏膜下肌瘤、肉瘤等疾病。MRI还能够用于评价治疗的效果及治疗后的定期随访。磁共振平扫对确定病变范围及转移等情况存在疑问时，可以行增强CT检查。

（3）CT检查：CT对早期病变诊断价值不如MRI，其优势主要体现在中晚期病变的检查，除清晰显示病变侵犯子宫外组织、膀胱、直肠的情况，还能够排除区域淋巴结转移、腹盆腔其他脏器及腹膜转移情况。患者身上有金属置入物等磁共振检查禁忌的情况下，应优先选择CT检查。为评估是否存在远处器官转移，必要时可以行头颅、胸腹部CT检查，对于病变是否为转移灶存在疑问时，可以行增强CT检查。

（4）PET-CT检查：由于价格昂贵，一般不用于子宫内膜癌初诊患者的检查。

但在术前诊断、分期存在疑问时，或术后随访对确定肿瘤是否复发、转移存在疑问时，可推荐家庭经济情况较好者行 PET-CT 检查。一般在下列情况下重点推荐患者行 PET-CT 检查：手术前发现患者有临床其他并发症，已经不适合行手术治疗时；对于非常见部位的转移存在疑问，如颅内转移；术前活检病理为高级别肿瘤，以及非激素依赖型子宫肿瘤患者，尤其透明细胞癌和癌肉瘤，容易出现远处转移，必要时可以行 PET-CT 检查。PET-CT 一般不用于子宫内膜癌治疗后的复查，但怀疑有复发转移时，其他检查方法不能确定的情况下，可以考虑行 PET-CT 检查。

2. 实验室检查

(1) 肿瘤标志物：子宫内膜癌无特异性肿瘤标志物，部分患者可能存在 CA125 或 CA19-9、CA153 等升高，一般在早期内膜癌患者无明显升高，但有子宫外转移时，肿瘤负荷明显升高时，上述肿瘤标志物可明显升高。肿瘤标志物在子宫内膜癌的诊断时临床价值不大，但在评估病情进展和治疗效果时，肿瘤标志物的升降，可作为疗效评价的重要参考。有多项研究证实，肿瘤标志物与肿瘤的组织学类型、子宫肌层的浸润深度及外侵范围等因素也有一定相关性。

(2) 血液生化检查：子宫内膜癌因长期出血，可以出现血红蛋白下降，多数患者存在血糖、血脂异常。肿瘤晚期压迫输尿管及肝脏转移时，可能有肝肾功能等方面的异常，肿瘤负荷过大时，乳酸脱氢酶(LDH)会明显升高。因此子宫内膜癌患者需定期进行血常规、生化等方面的复查。

3. 细胞学检查　总体来说，细胞学检查方法在宫体癌的诊断中阳性率不高，但相对其他方法而言，脱落细胞学检查获取标本相对较为容易，仍有一定的价值。脱落细胞学检查因细胞容易破坏，细胞涂片检查不易获得阳性结果，易遗漏诊断。如通过宫腔刷、宫腔吸引等进行涂片检查时，较脱落细胞检查阳性率相对较高，还可以通过宫腔获取内膜脱落细胞，结合应用液基细胞学制片技术，阳性率会明显升高。

4. 子宫内膜活检　子宫内膜活检主要是通过宫腔镜下活检和分段诊断性刮宫进行。如下情况需要进行子宫内膜活检：已明确排除宫颈病变，围绝经期不规则阴道出血或血性分泌物；不明原因的持续阴道排液；多年不愈的无排卵性不孕症患者；B 超等检查发现子宫内膜异常增厚或存在宫腔赘生物；长期分泌较高水平的雌激素的患者。宫腔镜检查的优点是直观、取材相对简单直接，缺点是费用相对较高，有一定的痛苦，已有引起子宫穿孔、宫颈裂伤等并发症的报道。宫腔镜通过人体的自然腔道，可直接观察肿瘤是否存在，以及肿瘤的部位、大小和病变范围，同时还能观察宫颈管是否受侵犯等；还能及时发现较小的或较早期的肿瘤并进行活检或切除，提高子宫内膜癌的诊断准确率。子宫内膜活检的另一个重要方法是进行分段诊断性刮宫，操作时应分别刮取宫颈和宫腔组织。分段诊刮是确诊子宫内膜癌诸多方法中最有价值的诊断方法,在临床上也是最常用来确诊子宫内膜癌的方法。该方法不仅可以明确诊断,还能确定子宫内膜癌的累及范围,还能对子宫肿瘤进行病理分类,对临床治疗有重要意义。同时对于有阴道大量出血或出血不止的患者,还可以达到止血的目的。分段诊刮后的标本应按照部位进行标记,分别送病理学检查。

六、诊断

根据患者的病史和临床表现,结合患者的影像学资料,怀疑有子宫内膜癌可能时,应进行分段诊刮或宫腔镜活检,取得组织病理学检查是子宫内膜癌诊断的金标准。对于术后的组织和远处转移的淋巴结,也尽可能取得病理组织学检查。

七、鉴别诊断

子宫内膜癌的主要症状是阴道流血、阴道排液增多等,影像学资料提示存在子宫内膜增厚或子宫占位,因此有上述表现的疾病均应进行鉴别。

1. 围绝经期功能失调性子宫出血　围绝经期功能性子宫出血常以经期延长、月经量增多或不规则为特点,根据临床表现无法与子宫内膜癌进行鉴别。因此对于此类患者,除了规范的妇科检查外,还需要进行必要的影像学检查进行鉴别,该类病人一般无子宫内膜增厚,进行分段诊刮和病理学检查是排除子宫内膜癌的重要步骤。

2. 老年性阴道炎　常见于绝经后的老年女性,多表现阴道异常排液、血性白带。妇科检查表现为阴道黏膜充血,伴有出血点,阴道排液多来自宫颈管分泌,易合并感染,需进行对症治疗,必要时可以给予口服抗生素治疗。老年性阴道炎患者除了积极治疗以外,仍需进行 B 超等影像学排除内膜病变、宫颈涂片细胞学检查排除恶性疾病。

3. 老年性子宫内膜炎合并宫腔积脓　多表现为阴道内有脓性、血性或脓血性液体排出,排出物有明显的臭味,部分患者有发热症状,子宫体明显增大,有局部压痛。妇科检查扩张宫口后有更多的脓液流出,分段诊刮病理检查后仅见炎性浸润组织。有时可与宫颈癌、子宫内膜癌合并存在,临床工作中需仔细鉴别。

4. 子宫内膜息肉或黏膜下子宫肌瘤　症状与子宫内膜癌相似,不易区分,主要以经期延长和月经过多为主,影像学检查和宫腔镜检查有明确的局部占位,术后切除息肉或肌瘤以及分段诊刮可以确诊。

5. 宫颈管癌、子宫肉瘤及输卵管癌　临床表现与子宫内膜癌相似,主要表现为不规则阴道流血及排液。宫颈管腺癌有明显的宫颈管增粗,形状似桶状,主要通过分段诊刮或宫颈活检获取组织学标本,进行病理学检查及免疫组化检查确诊。

子宫肉瘤患者短时间内子宫迅速增大、变软，查体触及子宫明显增大，局部可触及包块，B超检查及MRI检查有助于诊断。输卵管癌症状与子宫内膜癌相似，查体可触及附件区巨大包块，影像学检查或腹腔镜检查有助于确诊。

6. 其他可导致子宫内膜增厚的疾病 包括多囊卵巢综合征、颗粒细胞瘤等雌激素分泌过多的疾病，共同特点是子宫内膜增厚，进行子宫内膜分段诊刮是排除子宫内膜癌的必要手段。

八、病理学诊断

子宫内膜癌的病理诊断报告应具有规范化和标准化。主要内容应全面详细，主次分明，首先应注明肿瘤的组织学类型和肿瘤分化程度，随后应标明肿瘤浸润深度和侵犯周围组织范围、切缘情况、是否存在淋巴结转移、免疫组化和分子病理学指标等。

子宫内膜癌可以发生于子宫内膜的任一部位，以子宫底部和子宫角部多见，按照其生长方式可以分为两种：局限性生长，病灶常较小、孤立，多为早期；弥漫性生长，侵犯子宫内膜的范围较广，多为息肉状、菜花状、肉状及绒毛状。组织病理学检查是子宫内膜癌诊断的金标准，目前子宫内膜癌的病理类型主要包括以下几种。

1. 癌前病变 主要指子宫内膜增生，可以分为两类：非典型增生、不伴有非典型性的增生。无非典型性的子宫内膜增生是指子宫内膜腺体增多且形状不规则，无典型性，伴有子宫内膜腺体和内膜间质的比例失调。只有极少数的无非典型性子宫内膜增生可能进展成为分化好的内膜样腺癌。

非典型增生子宫内膜是指子宫内膜腺体上皮细胞在形态上具有细胞学上的非典型性(AH)和子宫内膜上皮内瘤变(EIN)。非典型性子宫内膜活检标本中有1/4～1/3的患者行快速病理检查时就能找到内膜样癌。多项研究显示非典型性子宫内膜增生发展成癌的几率较正常子宫内膜高出10～50倍。

2. 子宫内膜癌

(1) 子宫内膜样癌：占子宫内膜癌的组织学类型的60%～65%，通常表现为腺性或绒毛状腺管样结构以及复杂的分支结构。除少数分化差的癌外，其他子宫内膜样癌的细胞核呈轻度至中度非典型性，几乎见不到核仁。核分裂指数变化巨大。区分是否是高分化子宫内膜样癌还是非典型性子宫内膜增生的关键是间质浸润，子宫内膜样癌的细胞间缺乏分隔间质，腺体互相融合成筛状结构；子宫内膜间质呈结缔组织反应或成为乳头状结构。

① 子宫内膜样癌伴鳞状分化：少部分子宫内膜样癌可能伴有局灶性鳞状分化，鳞状分化灶多位于相邻腺体之间的间质交界处，呈桑葚状。鳞状分化必须与子宫内膜样癌的实性生长区域相区别。

② 子宫内膜样癌伴分泌性改变:伴分泌性改变的子宫内膜样癌绝大多数是高分化癌。这种现象多见于绝经后未接受孕激素治疗的老年妇女,也偶见于少数年轻的生育期女性。

③ 分级:子宫内膜样癌在组织学上分为3级,主要根据肿瘤中的实性范围大小进行分级,并以此判断预后和选择治疗方案。1级,实性生长区域≤5%;2级,实性生长区域为6%~50%;3级,实性生长区域>50%。级别越高,肿瘤的实性区域越多,尤其超过50%时,其恶性程度越高。

(2) 黏液性癌:覆盖在子宫内膜表面的主要黏液柱状上皮细胞,复层排列轻微。肌层浸润深度较浅,一般仅限于内1/2。应进行免疫组化检查鉴别是否为宫颈管内膜癌。由于围绝经或绝经期妇女的子宫黏液腺癌与非典型增生和高分化子宫内膜癌均缺少子宫内膜间质,诊断时难以区分。

(3) 浆液性癌:浆液性癌在显微镜下表现为复杂的乳头状腺性结构,细胞核多形性明显。浆液性癌与高级别子宫内膜样癌区别是大多有p53异常表达。少数子宫内膜样癌中可同时伴有浆液性癌,被称为混合性浆液性—子宫内膜样癌,浆液性癌成分较多时预后差。

(4) 透明细胞癌:透明细胞癌的特征是子宫内膜中出现少许胞质透明的多角形或鞋钉样细胞,且这些细胞大多排列成管囊状、乳头状,有些为实性结构,部分为嗜酸性胞质。透明细胞癌恶性程度高,发现时多处于晚期。

(5) 神经内分泌肿瘤:为具有神经内分泌肿瘤形态学和生物学行为的一组异质性肿瘤。一般可分为低级别和高级别神经内分泌肿瘤,其中低级别神经内分泌肿瘤组织形态学和生物学行为表现为类癌,和发生在胃肠道的类癌相似;高级别神经内分泌癌又可分为小细胞和大细胞神经内分泌癌,前者形态和生物学行为类似于肺小细胞癌,后者细胞大,生物学行为类似大细胞癌。

(6) 混合细胞腺癌:是指Ⅱ型子宫内膜癌混合有一种或一种以上其他病理类型的子宫内膜癌,并且其他癌的成分需要达到5%或以上。其预后取决于混合成分中其他类型癌的成分,其他类型癌的成分越多,预后越差。书写病理报告时应详细说明肿瘤的组织类型以及每种成分所占的比例。

(7) 未分化癌和去分化癌:子宫内膜未分化癌是指未明确分化的上皮性恶性肿瘤。大多数病例原始细胞较多,核分裂象多数大于25个/10HPF,有时可见到多形性核成分。去分化癌是一种混合细胞癌,其主要成分为未分化癌和部分FIGO1级或2级内膜样癌,多数情况下子宫内膜样成分位于子宫腔面,而其下方为未分化癌成分。

九、子宫内膜癌的分期

子宫内膜癌的分期根据其治疗方式的不同而采用不同的分期方法,对于不能或不愿手术的子宫内膜癌患者，目前仍沿用国际妇产科联盟(FIGO)1971 年的临床分期为主(表 20－1)，而对于能够进行手术治疗子宫内膜癌患者，经 FIGO 多次修订，目前主要采用 FIGO2009 年发布的手术病理分期标准(表 20－2)，目前大部分子宫内膜癌患者均采用手术病理分期标准，但仍有少部分存在如下情况的患者采用临床分期为主：如有严重内科疾病或手术禁忌而只能行放疗或内科治疗的病人；希望保留生育功能者；单纯放疗或术前放疗的患者。

表 20－1　FIGO 临床分期(1971 年标准)

期别	肿瘤范围
Ⅰ期	癌局限于宫体
ⅠA 期	子宫腔深度≤8 cm
ⅠB	子宫腔深度>8 cm
Ⅱ期	肿瘤累及宫颈
Ⅲ期	肿瘤侵及宫体以外，但未超出真骨盆。盆腔内(阴道、宫旁组织可能受累，但未累及膀胱、直肠)
Ⅳ期	癌扩散至真骨盆外，或明显侵犯膀胱、直肠黏膜。泡样水肿不属Ⅳ期

表 20－2　手术病理分期(FIGO2009)

ⅠA	肿瘤局限于子宫体
ⅠAa	肿瘤浸润肌层深度<1/2
ⅠBa	肿瘤浸润肌层深度≥1/2
ⅡA	肿瘤侵犯宫颈间质，但无宫体外蔓延 b
Ⅲ	肿瘤局部和(或)区域的扩散
ⅢAa	肿瘤侵犯浆膜层和(或)附件 c
ⅢBa	阴道和(或)宫旁受累 c
ⅢCa	盆腔淋巴结和(或)腹主动脉旁淋巴结转移 c
ⅢC1a	盆腔淋巴结阳性
ⅢC2a	主动脉旁淋巴结阳性和(或)盆腔淋巴结阳性
ⅣA	肿瘤侵犯膀胱和(或)直肠黏膜和(或)远处转移
ⅣAa	肿瘤侵犯膀胱和(或)直肠黏膜 a
ⅣBa	远处转移，包括腹腔内和(或)腹股沟淋巴结转移

a 任何 G1，G2，G3；
b 宫颈管腺体累及应考虑为Ⅰ期，超过此范围则为Ⅱ期；
c 细胞学阳性必须单独报告，但不改变分期。

十、子宫内膜癌的扩散与转移

(1) 直接蔓延:子宫内膜癌的蔓延主要顺子宫内膜向四周扩散,向两侧扩散至双侧输卵管,向下蔓延至宫颈管,向深层可由浅入深浸润至肌层,甚至扩散至子宫外。

(2) 种植转移:子宫内膜癌通过宫颈管种植于阴道,通过双侧输卵管种植于盆腔,一般以腹膜、膀胱、直肠等处多见。手术过程中,必须严格执行无瘤原则,盆腔需生理盐水冲洗。

(3) 淋巴结转移:子宫内膜不同部位的肿瘤可以通过不同的淋巴途径转移,如子宫底部的肿瘤可转移至腹主动脉旁淋巴结,子宫角部的肿瘤可转移至腹股沟淋巴结,子宫下部的肿瘤可转移至宫旁、髂内、髂总淋巴结。

(4) 血行转移:可转移至身体任一部位,主要以肺部、肝脏、骨、脑等处多见,此时已为子宫内膜癌晚期。

第二节　子宫体癌的治疗

子宫内膜癌是以手术为主、放疗和内科治疗相结合的综合治疗。子宫内膜癌的治疗前,必须准确评估患者的年龄、一般状况、个人要求、肿瘤分期和组织学类型等,综合考虑后选择合适的治疗方法。外科手术是子宫内膜癌最主要的治疗方法,除少数有手术禁忌或晚期不能手术的患者外,均应该根据肿瘤分期选择手术方案。对于伴有严重手术禁忌证的各期子宫内膜癌,根据病理类型可以采取放射治疗或内科治疗。子宫内膜癌的治疗应该是有计划的、合理的综合治疗,并根据个体情况选择个性化的方案。早期子宫内膜癌患者的综合治疗多以手术为主,按照肿瘤分期和术后病理选择辅助治疗;晚期患者根据分期、病理类型分别采用手术、放疗与内科治疗为主的综合治疗。

一、外科手术治疗

1. 手术是早期子宫内膜癌最主要的治疗手段　手术能够达到准确分期,判断病变侵犯范围及预后,根据术后准确的手术病理分期和高危因素,选择合适的术后辅助治疗方案。子宫内膜癌手术范围大,创伤也较大,一般应包括如下步骤:开腹后即时腹腔冲洗液脱落细胞检查、全面的腹盆腔探查后行筋膜外全子宫+双侧卵巢和输卵管切除术、仔细的盆腔淋巴结+/-腹主动脉旁淋巴结清扫术。术前应评估患者体能状况和内科并发症情况,然后根据临床分期决定手术方式和范围,术后全面的手术分期是子宫内膜癌手术治疗的关键。对于Ⅰ期病人,应遵循子宫内膜癌手术的全部步骤：包括腹水冲洗液脱落细胞学检查和筋膜外全子宫＋双侧附件清扫术、是否行淋巴结清扫有一定争议，一般认为低危组（ⅠA 期，G_1－2）的患者淋巴结转移率低，可以不需要行淋巴结清扫，尽量减轻手术并发症。但有高危因素存在时，应行标准的淋巴结清扫术。不论手术范围多大，术后都应尽量完善分期，明确是否需要化疗或内分泌治疗。对于Ⅱ期患者，其手术范围同Ⅰ期伴有高危因素的患者，基本术包括腹水冲洗液脱落细胞学检查＋广泛/改良子宫广泛切除术，淋巴结清扫的范围应较大，包括盆腔淋巴结和腹主动脉旁淋巴结均应完整清除，术后根据病理进行准确分期和决定辅助治疗方案。Ⅲ期或Ⅳ期应该尽量缩瘤，减瘤的范围包括子宫＋双附件，尽量达到肉眼无瘤，术后根据病理确定放疗、化疗和内分泌治疗的方案。病灶不能完整切除时，如残留病灶局限在盆腔内，可行盆腔外照射放疗±阴道近距离放疗，根据病理结果决定全身治疗方案。病灶超出盆腔时，也应尽量切除，术后针对残留病灶行局部放疗和全身治疗。局部病灶减瘤有困难时，可以行新辅助化疗缩小肿瘤，再行减瘤术和术后放化疗及内分泌治疗。子宫内膜癌的治疗强调综合治疗和个性化治疗，应根据其临床分期决定手术方式，根据术后病理分期决定是否行辅助治疗。

2. 非雌激素依赖型子宫内膜癌的治疗　这种类型肿瘤比较少见，主要有浆液性腺癌，透明细胞癌和癌肉瘤等，恶性程度高，复发转移，生物学行为类似卵巢癌。其治疗原则和卵巢癌的治疗原则相同，很难达到根治，手术方式以减瘤术为主，手术范围除腹水细胞学检查外，不但包括全子宫双附件切除术，还包括盆腔和腹主动脉旁淋巴结清扫，必要时行大网膜切除及腹膜多点活检术。

3. 子宫内膜癌手术注意事项

（1）手术探查需全面，以便准确分期。

（2）进腹后尽快取腹水/腹腔冲洗液行脱落细胞学检查。

（3）首先处理双侧子宫角处输卵管峡部，以防肿瘤扩散。

（4）评估子宫外的腹膜、膈肌及浆膜层情况，可疑部位取活检。

（5）术中观察子宫大体标本，并行冰冻切片检查。

（6）手术记录应详细，包括癌瘤大小、部位、肌层浸润深度及周围组织是否受侵犯。

4. 特殊情况的处理

（1）微创手术时肿瘤的取出：完整切除子宫和双侧附件是子宫内膜癌的主要术式，除了开腹、经阴道切除外，腹腔镜技术和机器人技术的兴起，开辟了一种全新的手术方法，带来的结果就是微创化，手术切口很小。由于子宫内膜癌细胞易脱落，微创手术时应保护好切口，整块取出。

（2）是否以淋巴结定位活检代替淋巴结切除术：Ⅰ期前哨淋巴结活检逐渐取

代淋巴结切除术已成为一种趋势，可以有效减少患者的下肢淋巴水肿。既往的观点认为子宫内膜癌易出现组织学转移，多行系统的淋巴结清扫术。现在前瞻性研究已经证实，不管有无高危因素，以前哨淋巴结定位活检代替淋巴结清扫，不但可减轻各种并发症，且对患者生存期无明显影响。因此，前哨淋巴结定位逐渐取代淋巴结切除术成为手术病理分期的一种方法。指南已明确推荐病变局限子宫的患者仅行前哨淋巴结活检替代系统淋巴结切除术。

(3) 是否保留卵巢：对于有保留卵巢功能要求的子宫内膜癌患者，应尽量保留卵巢，但需要符合以下条件：

① 年龄小于40岁，患者有保留卵巢功能的要求。

② 临床分期很早，无转移的IA期患者，且无高危因素存在，具有高分化潜能。

③ 手术开始和结束时进行腹腔冲洗，冲洗液细胞学检查阴性。

④ 术前影像学资料和术中评估无肿大淋巴结。

⑤ 患者依从性好，能定期随访。

5. 手术并发症及处理　经腹开放式子宫内膜癌患者的手术方式为全子宫切除术或广泛子宫切除术，其主要并发症和宫颈癌手术相似，但相对发病率略低。主要为周围脏器损伤，包括输尿管、膀胱和直肠，易造成输尿管瘘或狭窄，术中应仔细操作，及时发现后进行输尿管修补或支架置入术。膀胱损伤易造成膀胱漏尿，引起腹膜炎，术中即时修补可避免上述并发症的发生。直肠损伤会形成肠瘘，极难处理，必要时需行结肠造瘘，二期修补。腹腔镜由于放大效应，周围脏器的损伤相对较少除开腹手术常见损伤外，还可能出现血管损伤、皮下气肿和穿刺孔疝等，术中应该仔细操作，避免损伤。其他主要为外科常见并发症，包括出血、感染、切口裂开、肠梗阻、血栓及栓塞等，少部分肿瘤种植转移。认真的术前准备及仔细的术中操作是避免各种并发症的关键。

二、放射治疗

1. 概述　放射治疗包括外照射和内照射，一般作为子宫内膜癌术后的辅助治疗，是子宫内膜癌综合治疗的有效方法之一。单纯放疗仅用于不能手术的年老体弱及合并内科严重疾病者，Ⅲ期以上仅行减瘤手术者。术前放疗使用较少，一般行腔内放疗降低阴道穹隆复发，术后放疗多以单纯外照射为主，除非阴道残端阳性时以腔内放疗补量。术后辅助放疗指征：手术探查淋巴结转移阳性或可疑时；子宫肌层浸润深度>1/2或组织分级为G_2，G_3；非激素依赖型子宫内膜肿瘤：浆液性癌、透明细胞癌等；阴道切缘癌残留阳性。一般需给予全盆腔外照射，残端阳性时需补充腔内放疗(表20－3)。

表 20－3　子宫内膜癌临床分期(FIGO)与放疗

分期	高危因素	治疗
ⅠA(G_1)	无	观察，不需辅助治疗
ⅠA(G_1)	有	随诊观察或腔内放疗
ⅠA(G_2～G_3)	无	随诊观察或腔内放疗
ⅠA(G_2)	有	随诊观察或腔内放疗±体外放疗
ⅠA(G_3)	有	腔内放疗±体外放疗±化疗
ⅠB(G_1～G_2)	无	随诊观察或腔内放疗
ⅠB(G_3)	无	腔内放疗±体外放疗±化疗
ⅠB(G_1～G_2)	有	随诊观察或腔内放疗±体外放疗
ⅠB(G_3)	有	体外放疗±腔内放疗±化疗
Ⅱ(G_1)		腔内放疗±体外放疗
Ⅱ(G_2)		体外放疗＋腔内放疗
Ⅱ(G_3)		体外放疗±腔内放疗±化疗
ⅢA		化疗±体外放疗±腔内放疗
ⅢB		化疗±体外放疗＋腔内放疗
ⅢC		化疗±体外放疗±腔内放疗
ⅣA～ⅣB期(减瘤术后无或仅有微小残留者)		化疗±体外放疗±腔内放疗

2. 体外放疗　现在一般采用三维适型和调强放射治疗技术，单纯放疗时GTV主要包括原发肿瘤和盆腔内转移瘤部位，CTV主要包括沿髂血管分布的淋巴引流区以及宫旁、阴道上段、阴道旁组织。侵犯宫颈时CTV应将骶前淋巴结区包括在内。腹主动脉旁淋巴结阳性时也应包括在内。同时行后装腔内放疗对子宫体和阴道补足剂量。术后放疗时，如无阴道残端阳性，可以不用行腔内照射，仅行外照射就可以。外照射的靶区仅勾画CTV，包括术区、沿髂血管分布的淋巴引流区，有时还应包括骶前淋巴引流区或腹主动脉旁淋巴引流区。CTV放疗剂量在45～50 Gy。GTV外照射＋腔内照射总剂量＞80 Gy。

3. 腔内放疗　现在采用后装腔内放疗，主要包括后装宫腔单管照射和后装黑曼氏宫腔填塞技术，联合计算机技术采用三维影像为基础的TPS放射治疗计划，根据临床肿瘤实际情况和采用的不同技术个体化给予放疗剂量。CTV包括子宫体、宫颈和阴道上段部分。GTV 主要是指可见病灶范围。危及器官包括结肠直肠、膀胱及未累及的阴道部分。腔内联合体外放疗时，GTV 及 CTV 区域参考点的总剂量应分别达到 80～90 Gy 和 48～75 Gy。

4. 术后辅助放疗　一般需要在手术后 12 周以内完成，阴道残端愈合后开始近距离放疗。剂量参考点分别在阴道黏膜表面或黏膜下 0.5 cm 处。体外放疗后补充近距离放疗者，常用剂量为每次 4～6 Gy，2～3 次(黏膜表面)。对于术后局部仅补充近距离放疗者，通常方案黏膜下 0.5 cm 处为每次 7 Gy，3 次，黏膜表面为每次 6 Gy，5 次。

三、子宫内膜癌的内科治疗

1. 化疗

(1) 子宫内膜癌主要以手术和放疗为主，大多数情况下作为综合治疗的一部分，如有高危因素(IB 期、G_3)存在，部分早期子宫内膜癌患者术后行辅助放疗后，仍可能出现远处转移，因此应进行辅助化疗。对于晚期(Ⅲ～Ⅳ期)、复发患者和部分激素非依赖类型患者，化疗也是综合治疗的重要组成部分。术后辅助化疗方案推荐紫杉醇＋卡铂；晚期患者，ⅢA 期～ⅢC 期主要以体外放疗±腔内放疗＋全身化疗。ⅣA/ⅣB 期患者只适合行全身化疗。晚期患者，如耐受性好，一般推荐多药联合化疗。化疗方案一般以紫杉类＋铂类二药联合，或其他药物两药或三药联合(表 20－4)。

表 20－4　常用的子宫内膜癌内科治疗方案

治疗类型	分期	常用方案	疗程
术后辅助化疗或姑息化疗	Ⅲ～Ⅳ期或复发转移	多药联合方案：卡铂＋紫杉醇(或多西他赛)；顺铂＋多柔比星±紫杉醇；异环磷酰胺＋紫杉醇或顺铂(用于癌肉瘤)依维莫司＋来曲唑(用于子宫内膜样癌) 单药方案：顺铂，卡铂，多柔比星(或脂质体多柔比星)，紫杉醇(或白蛋白结合紫杉醇)，托泊替康，贝伐珠单抗，多西他赛，异环磷酰胺	3～6 周期
激素治疗(主要用于低级别子宫内膜样癌)		甲地孕酮/他莫昔芬(交替使用)，促孕剂，他莫昔芬，氟维司群	

2. 分子靶向治疗　分子靶向治疗的兴起，各种新药层出不穷，目前在子宫内膜癌的临床研究中比较热门的靶向治疗药物众多，但大部分仍未取得足够的临床

应用。目前在子宫内膜癌的分子靶向治疗中，研究最多的是 mTOR 抑制剂，包括西罗莫司及其同类药物替西罗莫司、依维莫司；另外贝伐单抗在子宫内膜癌的临床应用中频率也很高。

目前在子宫内膜癌的临床研究中有多个信号通路和靶点是研究的热点。

(1) PI3K/Akt/mTOR 途径：在多个环节参与了细胞活动，包括染色体的复制转录，细胞的增殖代谢，微血管的生成和肿瘤转移等。该途径调控人类许多肿瘤的增殖活动，是肿瘤发生发展过程中最常见的信号通路之 一。PI3K/Akt/mTOR 抑制剂是一类非常有前景的针对子宫内膜癌的药物。根据此通路中各个环节靶点的不同，针对该通路的靶向药物可以分为四类：分别是 PI3K 抑制剂，Pilaralisib 是其代表药物，具有可选择性和可逆转性；Akt 抑制剂 Perifosine 等，雌激素降低时能诱导细胞凋亡；mTOR 抑制剂西罗莫司及其同类药物替西罗莫司、依维莫司等，是一类可以抑制细胞周期和肿瘤生长的抑制剂；PI3K/mTOR 双重抑制剂 apitolisib，研究发现在子宫内膜癌治疗中有一 定疗效，但不良反应大。

(2) 血管内皮生长因子(VEGF)：是一种能刺激肿瘤生长的血管生长刺激因子，贝伐单抗是其代表药物，为一种单克隆 IgG1 抗体。贝伐单抗能与 VEGF 结合，并导致所有的 VEGF 亚型被灭活，抑制血管内皮细胞生长和抑制肿瘤细胞的活化和增殖，贝伐单抗在子宫内膜癌中已有成功临床应用。贝伐单抗不论是与 mTOR 抑制剂还是放化疗联合使用，都能够有效延长患者 PFS，在与化疗联用时，建议序贯使用。

(3) 酪氨酸激酶(tyrosine kinase，TK)：与肿瘤进展密切相关，是维持癌细胞的扩散和存活的重要成分，目前已成为肿瘤的重要靶点。索拉非尼是一种多靶点的酪氨酸激酶抑制剂，具有广谱性，目前证实不但能够延长晚期肾癌、肝癌和转移性甲状腺癌患者的总生存期(OS)，而且也能抑制子宫内膜癌的进展。

(4) 表皮生长因子受体(EGFR)和人类表皮生长因子受体(HER)家族成员受体(HER1、HER2、HER3、HER4)：它们的过表达是肿瘤发生的重要原因之一。EGFR 是肿瘤细胞增殖、迁移和生长的驱动因子，在子宫内膜癌中也表现为过度表达，并且与肿瘤的期别、子宫肌层的浸润深度以及预后有一定关系。常见药物有吉非替尼、埃罗替尼等，在肺癌中应用较为成功，但在子宫内膜癌治疗的结果并不满意，临床价值不高。HER2/neu 的过度表达可导致肿瘤细胞磷酸化，进而可以调节细胞的增殖、分化、转移以及生长。HER2 抑制剂曲妥珠单抗能够干扰 HER2 的单克隆抗体，在乳腺癌中应用很多且成功率高，在 HER2 受体阳性的子宫内膜癌治疗中，其疗效不佳，应用受到很大限制。

靶向治疗虽然困难重重，但是随着分子生物学的发展，在子宫内膜癌的治疗的地位只会越来越重要。虽然目前大多处于试验或临床试验阶段，相信随着时间的推移，靶向治疗会成为子宫内膜癌治疗的主要方法。

3. 内分泌治疗　子宫内膜癌的内分泌治疗已经成为内科治疗的重要手段，多项研究显示内分泌治疗对子宫内膜癌的确切疗效。子宫内膜癌的内分泌治疗包括孕激素类药物和抗雌激素类药物以及芳香化酶抑制剂等。其主要适用于：晚期或复发患者；要求保留生育功能的患者；保守性手术后或具有高危因素的患者。内分泌治疗多使用激素类药物，一般肾功能不全的患者慎用；易引起血液高凝状态的患者，如高血压、糖尿病、血栓患者慎用。内分泌治疗常见的不良反应包括轻度水钠潴留以及消化道反应，有些可能会引起高血压、痤疮、乳腺痛等。

(1) 孕激素类药物：包括甲羟孕酮和甲地孕酮，一般以口服为主，推荐大剂量长时间使用，高分化癌、进展慢的肿瘤疗效好。治疗前最好进行激素受体检测，激素受体阳性者疗效好。

(2) 抗雌激素类药物：主要为他莫昔芬，一般用于孕激素受体阳性的患者，用量为 10 mg bid，连续使用一年以上。推荐和孕激素类药物交替使用疗效更好。

(3) 芳香化酶抑制剂：包括来曲唑、依西美坦、福美坦等，其主要作用机制是和雌激素受体结合，抑制雌激素活性，实验证明在子宫内膜癌的治疗中有重要作用。

(4) 雌激素替代治疗：由于子宫内膜癌手术一般需要切除双侧卵巢，患者长期生存时，雌激素水平低下会导致一系列并发症，造成患者生活质量低下。对于低危的Ⅰ～Ⅱ期患者，如果无明显雌激素使用禁忌，可以给予雌激素替代治疗提高患者生活质量。

四、子宫内膜癌的复发和转移

子宫内膜癌的复发表现为局部复发，多见于盆腔和阴道，治疗方案根据复发部位、范围、既往治疗史而异。对于术后或腔内放疗后的阴道或盆腔内的局部复发，推荐行局部外照射±局部腔内放疗±化疗。复发超出盆腔时，可以行化疗±病灶局部放疗。单纯局部外照射后出现的局部复发，采用手术切除±术中放疗或内科治疗。对于远处转移，如为孤立病灶，有切除条件时，行手术或放疗；无切除条件或多发转移时，序贯行内分泌治疗和化疗，局部巨大病灶可以加放疗。

五、特殊类型子宫内膜癌的治疗

特殊类型子宫内膜癌主要为非激素依赖型子宫内膜癌，包括浆液性腺癌、透明细胞癌和癌肉瘤，恶性程度高、进展快，早期即可出现宫外侵犯和转移，生物学行为类似卵巢癌，因此手术规范与卵巢癌相同。除术后无肌层侵犯的仅观察外，其他期别均需行化疗为主的辅助治疗，必要时可以联合盆腔局部放疗或腔内放疗。

非激素依赖型子宫内膜癌的化疗以紫杉类＋卡铂方案为主，癌肉瘤可以行异环磷酰胺为主的化疗方案。

六、随访

术后前3年的随访最为重要，2年内3～6个月一次，随后半年或1年1次。随访应包括：仔细询问病史、全面的体格检查、必要的影像学和肿瘤标志物检查。随访的过程中，应注意并发症的出现，对于有糖尿病、高血压的患者，尤其更应该引起重视。

第二十一章　子宫肉瘤

一、概述

子宫肉瘤临床非常少见，是来源于子宫间质、结缔组织、平滑肌等间叶组织的恶性肿瘤。占女性生殖系统恶性肿瘤的1%左右，多见于30～50岁育龄妇女，子宫各处均可见到。子宫肉瘤恶性程度高，容易远处复发和转移，预后较差。按照组织学分类主要分为：平滑肌肉瘤、癌肉瘤、子宫内膜间质肉瘤和未分类肉瘤，分别占40%、40%、10%～15%、5%～10%。子宫肉瘤无明确病因，一般认为与细胞化生、既往行盆腔放疗、长期外源性雌激素的刺激等因素相关。

二、子宫肉瘤的临床病理学特征

1. 子宫平滑肌肉瘤　在子宫恶性间叶肿瘤中最多见，一般为侵袭性生长、容易复发和转移。多起源于未分化的间叶细胞，有极少部分为子宫良性平滑肌瘤恶变。子宫平滑肌肉瘤的病理学诊断较为困难，与子宫平滑肌瘤较难区分，但子宫平滑肌肉瘤的细胞更加密集、核异型更加明显、高核分裂象多见。子宫肉瘤不但浸润周围子宫肌层组织，甚至可以突破子宫浆膜面，有时可以侵犯其他盆腔器官。其诊断的最主要标准为凝固性肿瘤细胞坏死，但极少数子宫上皮样和黏液样子宫平滑肌肉瘤的病理特点常不典型，确诊时困难很大。免疫组化检查在子宫平滑肌肉瘤的诊断中有较大意义，与平滑肌分化有关的平滑肌肌动蛋白、肌间线蛋白、人钙调结合蛋白等标记物在子宫平滑肌肉瘤中均有表达，约40%的患者可表现为雌激素受体、孕激素受体 及雄激素受体阳性。

2. 子宫内膜肉瘤　分为子宫内膜间质结节、低级别子宫内膜间质肉瘤及未分化子宫内膜肉瘤三种。子宫内膜间质结节育龄妇女多见。低级别子宫内膜间质肉瘤多见于围绝经期女性，伴有多囊性卵巢疾病者多见。未分化子宫内膜肉瘤一般缺乏子宫内膜间质特异性分化和肌层破坏性浸润，易侵犯周围器官。子宫内膜肉瘤的临床表现同子宫肌瘤相似，主要以阴道流血和疼痛为主，部分无症状。大部分术前无法准确诊断，主要以术后病理为主。

3. 子宫腺肉瘸　子宫腺肉瘤是由正常子宫内膜腺体和恶性间叶成分混合构

成的肿瘤。多达80%来自子宫内膜,较少来自腺肌瘤恶变。绝经后妇女多见,多由于口服他莫昔芬应用史或盆腔放疗引起内膜恶变。部分患者曾因误诊为子宫肌瘤等疾病,接受子宫切除术治疗,术后根据病理检查获得最终诊断。常见临床表现为异常子宫出血、盆腔痛、盆腔肿物等。组织学检查可见子宫的各层组织结构,免疫组化检测有Ki-67和P53阳性表达。

4. 子宫癌肉瘤 子宫癌肉瘤多由于中胚叶恶变而形成,具有癌和肉瘤成分。常见于绝经后妇女,临床表现和子宫肌瘤相似,主要以阴道出血、子宫增大为首发症状。部分患者曾有盆腔放疗史。癌性成分包含子宫内膜各种上皮细胞或鳞状细胞、透明细胞癌变,恶性间叶成分与其他肉瘤成分相似。

三、子宫肉瘤的临床病理分期

表21-1 子宫肉瘤的临床分期(FIGO2009)

分期	肿瘤范围
子宫平滑肌肉瘤	
Ⅰ期	肿瘤局限于子宫
ⅠA	肿瘤直径≤5 cm
ⅠB	肿瘤直径>5 cm
Ⅱ期	肿瘤扩散至盆腔
ⅡA	侵犯附件
ⅡB	侵犯子宫及其他盆腔组织
Ⅲ期	肿瘤扩散至腹腔(不单是突向腹腔)
ⅢA	一处受累
ⅢB	一处以上受累
ⅢC	转移至盆腔和(或)腹主动脉旁淋巴结
Ⅳ期	
ⅣA	侵犯膀胱和(或)直肠
ⅣB	远处转移
子宫内膜间质肉瘤和腺肉瘤	
Ⅰ期	肿瘤局限于子宫体
ⅠA	肿瘤局限于子宫内膜和(或)宫颈内膜
ⅠB	肿瘤浸润肌层<1/2
ⅠC	肿瘤浸润肌层≥1/2
Ⅱ期	肿瘤扩散至盆腔
ⅡA	侵犯附件
ⅡB	侵犯子宫及其他盆腔组织

续表 21－1

分期	肿瘤范围
Ⅲ期	肿瘤扩散至腹腔(不单是突向腹腔)
ⅢA	一处受累
ⅢB	一处以上受累
ⅢC	转移至盆腔和(或)腹主动脉旁淋巴结
Ⅳ期	
ⅣA	侵犯膀胱和(或)直肠
ⅣB	远处转移
癌肉瘤	同子宫内膜癌

四、子宫肉瘤的临床表现和体征

1. 阴道异常出血　一般以月经异常或绝经后再次出现阴道流血多见。

2. 腹部包块　一般表现为子宫异常增大，外形不规则，类似于巨大的子宫肌瘤，但触诊质地偏软。

3. 腹痛　表现为持续性隐痛或胀痛。

4. 阴道分泌物增多　表现为浆血性或乳白色，有时伴有恶臭味。

5. 局部压迫症状　肿瘤可压迫膀胱或直肠，出现尿路刺激症状和里急后重等肠道症状，下肢静脉受压时可出现下肢水肿。

6. 晚期消耗症状　进入晚期，可表现为恶病质症状，主要以消瘦、贫血、发热等盆腔包块一旦浸润盆壁，患者活动受限。

7. 阳性体征　盆腔局部包块，部分可出现血性腹水。

8. 妇科检查　子宫明显增大，常与子宫肌瘤相似，肿块触诊偏软，表面凹凸不平或出现结节样。

五、辅助检查

1. 影像学检查　包括 B 超检查、CT 和 MRI 等，可表现为子宫内膜增厚或局部巨大包块。必要时可以行 PET-CT 检查。

2. 诊断性刮宫　与子宫内膜癌相比，阳性率稍低，但仍是术前明确病理诊断、制定手术方案的重要措施之一。

3. 肿瘤标志物检查　主要表现为 CA125 升高。

六、子宫肉瘤的治疗

1. 外科治疗 外科手术仍是子宫肉瘤最重要的治疗手段，以手术切除全子宫和双侧附件为主。和子宫内膜癌相似，其分期仍以 FIGO 分期为主，盆腔有无脱落细胞是分期的依据之一，手术时需要在术中留取一定量的腹腔冲洗液，并仔细探查盆腔及腹主动脉旁淋巴结是否肿大，必要时进行淋巴结活检。对于盆腹腔存在转移的患者，切除子宫进行有效减瘤仍能缓解临床症状。

几种特殊情况的手术方法：

(1) 保留子宫：子宫肉瘤原发于子宫体，一般行全子宫切除术，只有在以下情况下，才可能考虑保留子宫：

① 年轻，有生育要求。

② 肿瘤体积较小，恶性程度低。

③ 肌瘤恶变形成。

(2) 保留卵巢：子宫内膜间质肉瘤及子宫恶性中胚叶混合瘤由于雌激素的作用且恶性程度高、易转移复发，一般不管年龄多大，均应切除双侧附件。保留卵巢的情况极少，只有在年轻患者、子宫平滑肌肉瘤、早期的患者，才可能考虑保留卵巢。

(3) 切除淋巴结及大网膜：

① 子宫恶性中胚叶混合瘤应完整切除盆腔及腹主动脉旁淋巴结。

② 其他组织学类型的子宫肉瘤，以临床分期决定淋巴结活检或切除范围，Ⅰ、Ⅱ期以淋巴结活检为主，对于分期较晚的肿瘤，以淋巴结活切为主，子宫恶性中胚叶混合瘤由于大网膜转移率较高，推荐行大网膜切除或活检术。

(4) 复发肿瘤二次手术：复发性子宫肉瘤的治疗，建议行复发或转移病灶减瘤术，术后辅助放化疗及孕激素治疗。恶性程度越低的肿瘤，减瘤手术更应积极，将复发转移的病灶尽量切除。

2. 放疗 子宫肉瘤最常见的复发部位是盆腔，也是影响预后的重要因素之一，大部分子宫肉瘤复发发生在初次手术后 2 年内，且初始复发部位为盆腔。术前或术后辅助放疗能够延缓肿瘤复发，但能否延长 5 年生存率存在争议，其治疗方法主要有腔内放疗或体外盆腔照射，照射剂量为 50～60 Gy。有少数研究证实放疗提高子宫肉瘤的 5 年生存率价值有限，其原因可能为：

(1) 由于不同种类子宫内膜肉瘤放疗敏感性不同，放疗 5 年生存率存在差异。

(2) 临床分期晚、分化程度差、血管内有瘤栓时，放疗效果差。

(3) 盆腔以外部位的血行转移，放疗不能解决肿瘤远处复发，因此疗效较差。

3. 化疗 子宫肉瘤易出现早期血行转移，即使是临床分期为Ⅰ、Ⅱ期的患者，术后也易较早出现肺转移。因此，术后内科治疗，包括辅助化疗、内分泌治疗、靶向治疗等越来越受到重视。

（1）单药化疗：子宫肉瘤中子宫恶性中胚叶混合瘤对化疗比较敏感，其余对化疗均不敏感。多项前瞻性研究提示顺铂和环磷酰胺单药疗效较好，单药阿霉素的疗效最好，以及一些新药如异环磷酰胺、脂质体阿霉素、紫杉醇、多西他赛、吉西他滨、氮烯米胺等也有疗效。

（2）联合化疗：联合化疗治疗子宫肉瘤方案较多，主要以环磷酰胺、阿霉素、达卡巴嗪、顺铂、吉西他滨等药物联合较多，典型的吉西他滨＋紫杉醇，异环磷酰胺＋阿霉素方案较为常用。

（3）内分泌治疗：除未分化型子宫肉瘤外，雌激素受体和孕激素受体在子宫肉瘤中阳性率较高，已有多项研究证实使用孕激素治疗受体阳性的子宫肉瘤疗效较好，目前使用的药物包括甲地孕酮和甲羟孕酮，他莫昔芬在子宫肉瘤中也有一定疗效。对于子宫内膜间质肉瘤，由于受体阳性率很高，目前推荐孕激素不但可以治疗复发或转移的子宫肉瘤，也可以作为术后长期服用的辅助治疗之一。

4. 子宫肉瘤的分子靶向治疗　目前针对子宫肉瘤的分子靶向治疗还处于起步阶段，主要是由于该病患者较少，难以大规模开展临床试验，目前仅少数研究获得一定成果。子宫肉瘤的靶向药物主要以小分子酪氨酸激酶抑制剂（TKI）包括舒尼替尼、索拉非尼、阿柏西普、帕唑帕尼、伊马替尼等，肿瘤血管生成抑制剂 VEGFR 的药物：如贝伐单抗、安罗替尼、阿帕替尼等。另外还有许多临床试验目前正在进行中，也取得了不错的效果。

5. 预后和随访

（1）子宫肉瘤的预后主要受以下因素影响：临床分期、分化程度、病理组织学类型、年龄、淋巴结转移情况以及治疗等。其中临床分期是影响预后的主要因素，FIGO 分期为Ⅰ、Ⅱ期的患者，其生存期较Ⅲ～Ⅳ期患者明显延长。肿瘤大小较肌层浸润更能影响患者预后。肿瘤分化程度高的患者较肿瘤分化程度低的患者 5 年生存期明显延长。组织学类型对预后也有一定影响，子宫内膜间质肉瘤的预后最好，而未分化的子宫肉瘤预后最差。年龄也是影响预后的独立因素，超过 50 岁预后明显变差。淋巴结转移阳性较淋巴结阴性的患者，其 5 年生存期明显缩短。雌激素受体阳性的患者，如能接受孕激素的辅助治疗，其生存期延长。

（2）随访：子宫肉瘤生存期较长，需要长期随访。一般术后 2 年内，3 个月随访 1 次，术后 2 年以后，半年到 1 年随访 1 次。随访的内容包括血尿常规，肝肾功能，肿瘤标志物，低剂量胸腹部，盆腔 CT 等检查。

第二十二章 子宫神经内分泌肿瘤

子宫神经内分泌肿瘤是一类起源于神经内分泌细胞的恶性肿瘤，多见于肺和消化系统，胰腺多见，在子宫肿瘤中更为少见可以发生在子宫的任何部位，宫颈和子宫体较为多见，可分为低级别神经内分泌肿瘤（主要为类癌）和高级别神经内分泌肿瘤（包括小细胞神经内分泌癌和大细胞神经内分泌癌）。神经内分泌癌不但具有其他肿瘤的特点，还具有内分泌作用，产生许多肽类激素，侵袭性强，易发生远处转移。其起源不清楚，多数认为可能与宫颈或子宫内膜内具有内分泌功能的细胞逐渐恶变有关。

1. 临床表现　主要以阴道出血或接触性出血为主，部分病例可以出现类癌综合征，出现面色潮红、低血糖等症状。体征主要以子宫增大、宫颈肿块为主。病理检查提示：细胞形状似肺小细胞癌，呈弥漫片状或巢状，细胞体积小，染色质为细颗粒状；电镜下细胞质内见到圆形或椭圆形的神经内分泌颗粒。免疫组化是诊断神经内分泌肿瘤的关键，其特异性标志抗体 Syn、CgA、NSE、CD56 等常阳性表达多见。子宫神经内分泌癌主要与下列疾病进行鉴别：

（1）低分化鳞癌：不管是发生在宫颈还是子宫体，细胞均呈小圆形、片状或巢状排列，但免疫组化 NSE、CgA、Syn 为阴性，可以鉴别。

（2）恶性淋巴瘤：宫颈和子宫体均比较罕见，肿瘤主要由分化程度不一的异型淋巴细胞构成，免疫组化 NSE、Syn、CgA 均呈阴性，而 CD45、CD3、CD5、CD19、CD20 等可能呈阳性。

（3）转移性神经内分泌癌：子宫或宫颈转移性神经内分泌癌病例多见于肺、肠道、胰腺等原发灶，而原发性神经内分泌癌则无宫外原发灶。

2. 治疗及预后　由于宫颈或宫体的神经内分泌癌的发病率极低，目前尚无明确的标准治疗方案，目前根据其原发部位不同，仍然采用传统的全子宫切除术＋盆腔淋巴结清扫术＋双附件切除术＋放疗＋化疗联合应用的综合治疗模式，化疗方案主要以顺铂＋依托泊苷联合生长抑素类似物长效奥曲肽为主，另外靶向药物西罗莫司靶蛋白抑制剂依维莫司和小分子酪氨酸激酶抑制剂舒尼替尼等也有一定疗效。但其恶性度高、侵袭性强，易早期发生复发和转移，预后较差。其转移部位以肺和肝多见，早发现、早诊断、早规范治疗，对改善预后和延长生存期有一定的帮助。

第二十三章　子宫透明细胞癌

透明细胞癌是非常少见的一类恶性肿瘤，多见于肾，可发生于女性生殖系统多个部位，卵巢多见，子宫体较宫颈多见，为一类起源于副中肾管的特殊类型腺癌组织。子宫透明细胞癌的具体病因不明，目前大多认为是一种子宫内膜方向分化的腺癌，其细胞学特征、组织学形态及超微结构均与其他部位女性生殖透明细胞癌相同。目前有证据认为与患者胎儿期宫内己烯雌酚暴露及内源性雌激素作用有关。病理形态上以胞浆中糖原丰富透明的细胞和嗜酸性细胞、靴钉样细胞一起排列成实性片状、管状、管囊状或乳头状结构，透明细胞癌的异型性非常明显。多见于绝经后老年妇女，子宫萎缩，肿瘤呈菜花样或息肉样突向宫腔或阴道生长，肿瘤密度与宫壁肌层相近，宫腔内积液较多。

临床症状与宫颈癌和子宫内膜癌相似，主要以阴道流血、子宫增大为主，伴有腹胀腹痛。通常与子宫内膜癌混合存在，但是其播散方式、预后及复发风险均不相同。

诊断上除了明确的临床症状和体征外，还必须与子宫内膜癌和浆液性癌进行鉴别，子宫内膜中出现透明细胞成分时，需排除鳞状上皮化生、子宫内膜的分泌性改变及子宫内膜非特异性透明细胞病变，如果细胞形态学特征不能进行区分时，需进行激素受体 ER、PR、HNF1B 等的检测。同时还需要与子宫内膜息肉、子宫内膜下肌瘤及子宫肉瘤进行鉴别。分段诊刮取得病理是子宫透明细胞癌的确诊的金标准，盆腔 CT 和磁共振检查能明确肿瘤浸润的深度，是术前分期的重要参考依据。

由于子宫透明细胞癌的发病率低，目前治疗上尚无明确指南出现，主要以全子宫切除＋盆腔淋巴结清扫＋双附件切除为主，必要时行放射治疗，化疗不敏感。细胞因子及靶向药物索拉非尼和舒尼替尼治疗有一定疗效，新型血管生成抑制剂也是一种治疗选择。

子宫透明细胞肿瘤恶性程度高，转移早，易出现肺、骨转移，预后差。患者年龄、肿瘤分期、肿瘤大小、浸润深度、淋巴结转移情况是影响子宫透明细胞癌患者预后的主要因素。

第二十四章　子宫滋养细胞肿瘤

一、概述

妊娠滋养细胞肿瘤是一类起源于胎盘滋养细胞的肿瘤。根据滋养细胞的形态特征分为葡萄胎、侵蚀性葡萄胎、胎盘部位滋养细胞肿瘤和绒毛膜癌等，其中葡萄胎是一种良性滋养细胞肿瘤，而恶性滋养细胞肿瘤主要指侵蚀性葡萄胎、胎盘部位滋养细胞肿瘤和绒癌，又称为妊娠滋养细胞肿瘤。由于妊娠滋养细胞肿瘤的病灶血液循环比较丰富，容易受到外来药物的作用，因此化疗已成为其最主要的治疗方法，而手术、放疗、介入栓塞术及动脉灌注化疗却成为其辅助治疗方法，妊娠滋养细胞肿瘤已成为可以治愈的恶性肿瘤之一。

二、葡萄胎

葡萄胎是一种良性滋养细胞肿瘤，其主要特点是胎盘滋养细胞增生，细胞间质水肿形成水泡，形似葡萄，病变局限于子宫腔内，无肌层浸润和远处转移。目前葡萄胎的病因不明，多数认为与人种、营养状况、病毒感染等因素有关，多见于 40 岁以上妇女。葡萄胎分为两类：部分性葡萄胎和完全性葡萄胎。其临床表现主要以腹痛、子宫异常增大、停经后阴道流血、妊娠剧吐和妊娠期高血压危象以及甲状腺功能亢进等。完全性葡萄胎可以有少许出现远处转移和子宫局部侵犯，而部分性葡萄胎则无远处转移发生。

葡萄胎的诊断包括血人绒毛膜促性腺激素（HCG）异常升高，B 超提示子宫增大，宫腔内充满许多小囊状无回声区，无明显胎心搏动等即可确诊。

影响葡萄胎预后的高危因素包括：血 HCG 异常升高，＞100 000 U/L；子宫体积较正常妊娠异常增大；卵巢化囊肿明显增大，直径＞6 cm；高龄孕妇，一般超过 40 岁；多次复发的葡萄胎；细胞形状以小葡萄为主；第二次刮宫后滋养细胞仍有增生。

治疗：一般先采用吸宫术，子宫缩小后改用刮宫术，妊娠大于 12 周时可行二次刮宫。

有高危因素存在时，完全性葡萄胎可以行一周期预防性化疗，以氟尿嘧啶和放线菌素多见。对于 40 岁以上伴有高危因素的患者，无生育要求时可以行子宫切除术,但需保留卵巢。

术后需严格避孕一年,不建议宫内节育器,以防再发。

三、恶性滋养细胞肿瘤

恶性滋养细胞肿瘤主要指妊娠滋养细胞肿瘤,包括侵蚀性葡萄胎、胎盘部位滋养细胞肿瘤和绒毛膜癌,多见于育龄妇女,与妊娠有密切相关性。

侵蚀性葡萄胎一般指葡萄胎组织侵入子宫肌层或子宫外转移,引起组织破坏。多继发于葡萄胎之后,恶性程度不高,仅局部侵犯,远处转移少,预后较好。其临床表现主要有阴道流血、子宫不均匀增大、腹痛、咯血等症状。

绒毛膜癌一般继发于妊娠之后,肿瘤为海绵状、暗红色,滋养细胞成片状增生,侵犯肌层。其临床表现以流产后阴道流血、易发生远处转移,且转移部位以肺、阴道、盆腔、肝脏和颅内多见。

不同类型的恶性滋养细胞肿瘤的诊断和治疗基本差别不大,发现 HCG 异常升高后,需先排除妊娠组织残留或再次妊娠,并经过病理诊断、影像学检查证实,诊断困难时需通过宫腔镜、腹腔镜检查、开腹手术等确诊。B 超在诊断恶性滋养细胞肿瘤的敏感性和可靠性均为非常好的辅助检查,MRI 及 CT 对远处转移灶的诊断有临床价值,易转移至神经系统,必要时行腰椎穿刺获取脑脊液检查,如脑脊液 HCG∶血清 HCG>1∶60,则神经系统有转移可能。恶性滋养细胞肿瘤对化疗药物极敏感,多数患者通过化疗即可达到治愈,化疗已成为恶性滋养细胞肿瘤的主要治疗方法。

1. 恶性滋养细胞肿瘤的临床分期及预后评分　目前多采用 2000 年 FIGO 制定的临床分期以及 WHO 的预后评分系统来确定治疗方案和预后。分期是治疗的基础,病灶局限于子宫的Ⅰ期或预后评分低于 7 分的低危组,推荐单药化疗;Ⅳ期或Ⅱ~Ⅲ期患者预后评分不低于 7 分,推荐联合化疗,必要时辅以手术等其他治疗(表 24-1,表 24-2)。

表 24-1　恶性滋养细胞肿瘤 FIGO(2000 年标准)临床解剖分期

FIGO 分期	肿瘤范围
Ⅰ	肿瘤局限于子宫
Ⅱ	肿瘤累及其他生殖部位:转移或直接扩散至阴道、卵巢、阔韧带和输卵管
Ⅲ	肿瘤转移到肺
Ⅳ	肿瘤向其他部位转移

表 24-2　恶性滋养细胞肿瘤预后评分系统

预后因素	预后评分			
	0	1	2	4
年龄(岁)	＜40	≥40		
妊娠史	葡萄胎	流产	足月妊娠	
距妊娠时间(月)	＜4	4～7	7～12	
治疗前血清 HCG(mU/ml)	＜10^3	10^3～10^4	10^4～10^5	＞10^5
肿瘤的最大体积,包括子宫	＜3 cm	3～5 cm	≥5 cm	
转移部位	肺	脾、肾	胃肠道	肝脑
转移灶数目		1～4	5～8	＞8
既往化疗失败史			单药	二种以上药

评分:总分＜7 分为低危组,总分＞7 分或Ⅳ期为高危组

2. 恶性滋养细胞肿瘤的治疗

(1) 外科治疗:包括肿瘤原发病灶切除和转移病灶切除术,虽然化疗是恶性滋养细胞肿瘤的最主要的治疗方法,但在诊断和处理严重并发症时,外科治疗也是不可或缺的。外科治疗虽然在恶性子宫滋养细胞肿瘤的治疗中处于辅助地位,但在快速止血、清除化疗耐药病灶、减轻肿瘤负荷、减少远处转移缩短治疗时间、减少化疗疗程和化疗毒性等方面有重要作用。外科治疗的主要方式是全子宫切除术,一般多与化疗联合进行,全子宫切除手术的适应证为:

① 多次复发的恶性滋养细胞肿瘤患者。

② 年龄超过 45 岁。

③ 出现严重并发症,如子宫破裂、出血、肠梗阻、尿路梗阻等。

④ 病理为绒癌,恶性程度高,易转移时。但外科行全子宫切除术时,应注意患者年龄、有无生育要求等,对于年轻患者,要求保留生育功能和卵巢功能时,手术宜慎重,且手术易出现肿瘤血行转移、疗效不确切、伤口不易愈合等缺点,因此应该慎重进行。还有一种手术方式为转移病灶切除术,其中以肺叶切除术多见。对于恶性滋养细胞肿瘤出现肺部占位灶时,应先确定是否有手术切除的必要,如果血清 β-HCG 已转为阴性,胸部 CT 提示为纤维化病灶且长期存在时,手术应谨慎。对于已行多次化疗始终不能吸收的孤立性病灶,应考虑为耐药病灶,如 β-HCG 水平不高,可行肺叶切除术。

(2) 放疗:放射治疗也是化疗的重要补充,应与化疗联合进行,对于化疗后进展的耐药病灶,可以局部行放射治疗。尤其对于转移的局部孤立病灶,可以行放射

治疗联合化疗。尤其对于肺部、脑部转移时,放疗可以达到迅速减瘤,提高患者生活质量和延长生存期的目的,为下一步的联合化疗赢得时间。但同时放疗也可能造成局部组织纤维化,肿瘤血供减少,影响化疗效果,因此在子宫恶性滋养细胞肿瘤的治疗中,应该谨慎进行。

(3) 低危组恶性滋养细胞肿瘤的化疗:低危恶性滋养细胞肿瘤患者的化疗,目前各大肿瘤中心主要以单药为主的化疗方案,首选的化疗药物以甲氨蝶呤、放线菌素-D、氟尿嘧啶为主,主要以两药间隔使用为主,完全缓解率甚至可以达到50%~90%。根据血HCG水平决定下一步治疗方案,如果1个周期化疗后HCG的下降没有达到对数水平,或连续3周后HCG上升或无明显变化,则需要继续行单药化疗。化疗应制订个性化方案,注意个人体质,决定给药浓度、给药时间、给药剂量等,最大限度减轻化疗的不良反应。目前无统一化疗方案,在三种药物的研究中,其疗效无明显差别。

(4) 高危组恶性滋养细胞肿瘤患者的化疗:高危组恶性滋养细胞肿瘤主要是指预后评分≥7分或Ⅳ期的患者,这类患者一般有肝、脑等远处转移病灶及有严重并发症的风险,一般采用联合化疗方案,目前主要以EMA-CO及5-FU+KSM方案,两种方案疗效差别不大,但在治疗疗程和毒副作用差别较大。目前一般将EMA/CO方案作为高危组恶性滋养细胞肿瘤的首选治疗方案,该方案由依托泊苷、甲氨蝶呤、防线菌素D、环磷酰胺和长春新碱组成,毒性较低,主要为三、四度的骨髓抑制和口腔溃疡等,对症处理后能很快好转,同时该方案具有高反应性,初次治疗疗效好,完全缓解率可以高达80%以上。氟尿嘧啶+防线菌素D方案也是一个常见方案,但该方案用药时间较长,毒副反应较前一方案高。

(5) 复发及耐药恶性滋养细胞肿瘤患者的化疗:如果初始化疗两疗程以后,仍未出现一个对数量级的HCG降低,应考虑为原方案耐药,需要进一步更改化疗方案。如果是单药化疗,出现耐药后一般选择多药联合方案作为二线方案,一般二线方案以EMA/EP(顺铂及依托泊苷代替EMA-CO方案中的CO)方案为主,以及BEP、PVB等方案;如果二线化疗出现耐药,应该以多药、多途径联合化疗对耐药患者进行补救,补救方案一般以铂类为主,分别以紫杉类、异环磷酰胺、依托泊苷等药和铂类药物进行联合组成三线化疗方案。补救方案应该根据血HCG水平的变化进行选择,如HCG<100 U/L处于低水平,可更改为放线菌素D单药化疗;如果HCG>100 U/L,应该选择铂类为主的联合化疗。如果患者出现远处转移或有明显并发症,风险非常高的患者,应该选择多药联合方案,如EP-EMA方案。

(6) 如何避免出现复发耐药患者:

① 治疗前进行精准的临床和解剖分期和WHO预后因素评分,多学科会诊给予规范化方案是减少耐药和复发的关键。

② 出现耐药后，根据血 HCG 水平的变化，采用单药或联合用药组成有效的二线化疗方案。

③ 必要时可以与手术治疗、放疗等进行联合，通过综合治疗的手段提高治疗疗效。

④ 必要时延长化疗时间、增加化疗周期，低危组 HCG 水平正常后应增加 1 个或以上的化疗疗程；已有转移或 HCG 水平无明显下降，再次增加 2～3 个以上的化疗疗程；如为高危组，则在 HCG 水平正常后，增加一个疗程联合化疗，再根据 HCG 水平增加 2 个疗程化疗。

(7) 恶性滋养细胞肿瘤的介入治疗：包括选择性子宫动脉栓塞术和靶动脉灌注化疗。介入治疗主要通过股动脉穿刺的方法，将导管超选择至肿瘤的供血动脉并造影，子宫肿瘤的血供主要来源于子宫动脉，因此超选择子宫动脉药物灌注和子宫动脉栓塞就成为恶性子宫滋养细胞肿瘤的主要介入方法。子宫动脉灌注药物时，可以使药物直接进入病灶，局部浓度高、生物利用度高，同时可以避免肝脏的首过效应，减少肝肾功能的损伤，缩短疗程和降低药物的其他毒副作用。靶动脉药物灌注后，可以用动脉栓塞剂将子宫动脉阻断，从而阻断肿瘤的营养，促使肿瘤缺血坏死。介入治疗操作方便、手术时间短，可以有效控制顽固性出血及远处转移等，能有效降低危重患者的死亡率。介入治疗应严格掌握适应证和禁忌证，避免给患者造成伤害。一般具有如下情况的患者优先考虑介入治疗：

① 有出血、贫血、盆腔疼痛。

② 出现耐药需更换方案。

③ 多次复发且不能进行外科手术切除者。

④ 中晚期患者有外科手术禁忌时。介入治疗因其创伤小、方便、快捷等优势，目前已成为滋养细胞肿瘤治疗方法的主要补充。

(8) 恶性滋养细胞肿瘤的预后：一般较好，5 年生存率较高，其预后主要受 FIGO 临床分期和 WHO 的预后评分影响，其中特殊类型滋养细胞肿瘤的预后主要受距离末次妊娠的时间影响，是预后的影响因素。对于恶性滋养细胞肿瘤而言，由于易出现耐药，因此选择合适的化疗方案也是影响预后的重要因素。

(9) 随访：葡萄胎患者在第 1 次清宫后，如果 8 周内 HCG 降到正常的，自第一次清宫开始随访半年。如果在第 1 次清宫后，8 周以后 HCG 才恢复到正常的，那么 HCG 第 1 次正常以后，仍需随访 6 月。部分性葡萄胎由于恶变较少，HCG 降至正常即可终止随访。Ⅰ～Ⅲ期的低危患者，应密切随访 1 年；评分高于 7 分的高危患者或Ⅳ期患者，密切随访 2 年，具体随访安排同葡萄胎一样，仍根据 HCG 确定。所有滋养细胞肿瘤患者，如仍需要生育，其妊娠时间应该在治疗结束以后 1 年以上，否则可能造成畸胎的出现。

参考文献

1. 周际昌. 实用肿瘤内科学(第2版). 北京：人民卫生出版社，2002.
2. 徐瑞华，姜文奇，管忠震. 临床肿瘤内科学. 北京：人民卫生出版社，2014.
3. 陈振东，王雅杰，唐金海，等. 肿瘤综合治疗学. 合肥：时代出版传媒股份有限公司，安徽科学技术出版社，2015.
4. 曾益新. 肿瘤学(第4版). 北京：人民卫生出版社，2014.
5. Stanley Baum，Michael J Pentecost 等. Abrams 介入放射学(第2版). 徐克，滕皋军，译. 北京：人民卫生出版社，2010.
6. 谷铣之，殷蔚伯，余子豪，等. 肿瘤放射治疗学(第4版). 北京：中国协和医科大学出版社，2008.
7. 林仲秋，张三元. 宫颈癌手术技巧与难点图解. 北京：人民卫生出版社，2014.
8. 国家卫生健康委. 宫颈癌诊疗规范(2018年版). 北京：国家卫生健康委，2018.
9. 国家卫生健康委. 子宫内膜癌诊疗规范(2018年版). 北京：国家卫生健康委，2018.
10. 郭子寒，杜琼，戴贤春，等. 肿瘤分子靶向药物的发展概况. 上海医药，2018，5(39)：5-9.
11. 石远凯，孙燕. 临床肿瘤内科手册(第6版). 北京：人民卫生出版社，2016.